Bettina Schuler

Think The Yoga Way

Mit Yoga unser Glück finden und nebenbei
die Welt retten

Allegria

Besuchen Sie uns im Internet:
www.ullstein-buchverlage.de

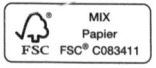

Allegria ist ein Verlag der Ullstein Buchverlage GmbH

ISBN 978-3-7934-2414-7

© 2020 Ullstein Buchverlage GmbH, Berlin
Alle Rechte vorbehalten
Innengestaltung: deblik Berlin
Gesetzt aus der Quadraat Pro powered by pepyrus.com
Druck und Bindearbeiten: CPI books GmbH, Leck

Für Karl und Pola.
Ohne euch wäre das alles nicht möglich.

Inhalt

Me, Myself und das Yoga ... 9

Der Yogaweg des Patañjali ... 19

In acht Schritten zum Glück ... 31

   Schritt I: Die Yamas – Der Umgang mit unserer Umwelt und unseren Mitmenschen ... 33

   Schritt II: Die Niyamas – Der Umgang mit uns selbst ... 56

   Schritt III: Asana – Der Umgang mit dem Körper ... 82

   Schritt IV: Pranayama – Der Umgang mit dem Atem ... 89

   Schritt V: Pratyahara – Der Umgang mit den Sinnen ... 98

   Schritt VI: Dharana – Die Konzentration ... 105

   Schritt VII: Dhyana – Die Meditation ... 114

   Schritt VIII: Samadhi – Die innere Freiheit ... 124

Die Stolpersteine auf dem Weg zum Glück ... 133

   Die Antarayas ... 135

Yoga und Empowerment ... 187

   Wie wir mit Yoga nicht nur uns, sondern gleich die ganze Welt verändern können. ... 189

Mein Herzensprojekt Citizen2be – Mein Versuch, mit
Yoga die Welt zu retten   198

Was am Ende zählt ...   213

Quellen   217

Danksagung   221

Me, Myself und das Yoga

»Lokah Samastah Sukhino Bhavantu.
Mögen alle Lebewesen in allen Welten glücklich und frei sein.«

Indisches Mangala Mantra

Wenn jemand mich vor vierzehn Jahren gefragt hätte, was mich im Leben am meisten abschreckt, dann hätte ich geantwortet: Sport und Spiritualität. Wahrscheinlich bin ich einer der wenigen Menschen, der es trotz strotzender Gesundheit und guter Gene geschafft hat, in zwei Schuljahren hintereinander eine Fünf in Sport einzukassieren. Und das, obwohl ich im Unterricht niemals gefehlt habe.

Auch mit der Spiritualität hatte ich lange Zeit Probleme. Denn von Nächstenliebe, Mitgefühl und Herzenswärme habe ich, ein Kind gut katholischer Eltern, im Kirchenbetrieb herzlich wenig erlebt. Stattdessen wurde ich, als meine Eltern mich von einer Chorfreizeit in einem Kloster wegen Heimweh frühzeitig abholten, von der Obernonne zum Teufel gewünscht. Vier Wochen Albträume gab sie mir gratis mit. Seitdem habe ich nur zu Erstkommunionen, Hochzeiten und Beerdigungen einen Fuß in eine Kirche gesetzt.

Die Voraussetzungen dafür, dass es mit dem Yoga und mir die große Liebe wird, waren also gänzlich ungünstig.

Trotzdem ist das Yoga, neben meiner Tochter und meinem Mann, zur Liebe meines Lebens geworden.

Weshalb?

Weil Yoga eine Lebenseinstellung ist, dank der wir nicht nur dauerhaft glücklich werden können, sondern ganz nebenbei noch die Welt retten.

Die wenigsten Menschen, die sich mit Yoga beschäftigen, wissen jedoch, dass es aus viel mehr besteht als aus Meditation und der körperlichen *Asana*-Praxis. Tagtäglich werden wir von Bildern gertenschlanker Yogi*nis überflutet, die in abgedrehten Posen auf der Chinesischen Mauer oder dem Eiffelturm posieren. Dabei lächeln sie so entspannt, als würden sie sich gerade mit einer Tüte Chips gemütlich auf dem Sofa fläzen. Etwas, das diese selbst ernannten Yogaexpert*innen selbstverständlich niemals tun würden. Stattdessen erzählen sie uns, dass sie ohne eine einstündige Schüttelmeditation am Morgen nicht leben können. Natürlich nachdem sie ein selbst gemachtes Overnight-Oats-Frühstück gegessen und sich in einem Bett aus Bambus Gedanken über den Sinn des Lebens gemacht haben. Obwohl wir gut informierte Menschen sind, lassen wir uns glauben machen, dass ein yogisches Leben aus schicken Reisen, einem gestählten Körper und gesundem Essen besteht. Dinge, für die wir neben Job, Haushalt und Familie weder die Zeit noch das Geld haben. Also lassen wir es lieber gleich mit dem Yoga und der Achtsamkeit. Denn wer, bitte schön, steht freiwillig um fünf Uhr morgens auf, um seinen Tag mit einer Affirmationsmeditation zu beginnen, obwohl er noch friedlich bis sieben im Bett schlummern könnte?

Doch das müssen wir auch gar nicht. Stattdessen sollten wir uns wieder auf das besinnen, was für viele Yogi*nis der Kern des Yoga ist: das *Yogasutra* des Patañjali. Patañjali war ein indischer Gelehrter, über den nur sehr wenig bekannt ist und der als »Vater des Yoga« gilt. Sein Name setzt sich aus den Sanskritwörtern *pat* (»herunterfallen«) und *añjali* (»Gebetshaltung«) zusammen und verweist damit auf den Mythos, der sich um seine Geburt rankt. Es heißt, dass seine Mutter, eine einsame Asketin, die Götter um ein Kind gebeten habe. Daraufhin fiel eine Schlange vom Himmel in ihre Hände und verwandelte sich in einen Jungen: Patañjali.

Sein Werk, das *Yogasutra*, gilt als einer der Kerntexte des Yoga und hat auch Einfluss auf das Denken von modernen Philosophen genommen.

Das Besondere an Patañjalis *Yogasutra* ist, dass es kein philosophisches Werk ist, das nur diejenigen verstehen, die sich jahrelang mit der Philosophie des Yoga beschäftigt haben. Nein, im *Yogasutra* erklärt Patañjali ganz praktisch und lebensnah, wie es uns gelingen kann, ein freies und glückliches Leben zu führen. Dafür müssen wir weder auf eine einsame Insel ziehen noch unser ganzes Leben umkrempeln, sondern uns schlicht und ergreifend an ein paar Verhaltensregeln im Miteinander und im Umgang mit uns selber halten. An Regeln, die frei von Dogmen und einer vorgefertigten Spiritualität sind und stattdessen auf Werte wie Nächstenliebe und Mitgefühl setzen. Werte, die in unserer konkurrenzorientierten Welt immer mehr verloren gehen, die uns aber dabei helfen, dauerhaft glücklich zu werden.

Doch leider können wir unser altes, von Konkurrenz geprägtes Ich nicht mit einem Fingerschnippen wegzaubern. Das wusste auch Patañjali. Deshalb hat er uns mit dem achtgliedrigen Yogaweg im *Yogasutra* eine Anleitung hinterlassen, die uns dabei helfen soll, diese Werte in unser Leben zu integrieren und dadurch dauerhaft glücklich zu werden.

Dass dieser Weg auch tatsächlich funktioniert, konnte ich gleich zu Beginn meiner Yogakarriere selbst erfahren. Sie startete während meiner Schwangerschaft. Eine Zeit, die gerade bei Frauen, die es gewohnt sind, ihr Leben im Griff zu haben, von vielen Sorgen und Ängsten geprägt ist. Denn kein Mensch wird einem vorab sagen können, ob das Kind später ein Einsnullerabitur absolviert oder drogenabhängig wird. Kurzum, das Leben wird mit einem Kind komplett auf den Kopf gestellt. Ein Fakt, der Menschen, die gewohnt sind, die Kontrolle über ihr Leben zu haben, verunsichert. So auch mich.

Ich schob meine Unsicherheit damals auf die Hormone und die körperlichen Veränderungen durch die Schwangerschaft, die mir allein schon aufgrund der ständigen Übelkeit ordentlich zusetzte. Ich zählte also nicht zu denjenigen Frauen, die sich mit engelsgleichem Lächeln den ganzen Tag über den Bauch streicheln. Stattdessen saß ich schlecht gelaunt zu Hause und quälte mich mit Selbstvorwürfen. Sollte die Zeit der werdenden Mutterschaft nicht die glücklichste meines Lebens werden? Warum hoffte ich dann nur, dass sie so schnell wie möglich enden möge? Ganz gleich, wen ich traf oder wo ich hinging: Überall liefen mir strahlende Schwangere über den Weg, die mit leuchtenden Augen ihren dicken Bauch vor sich hertrugen. Bilder, mit denen ich mich, mit meinem Mann streitend oder mich auf der Toilette übergebend, leider überhaupt nicht identifizieren konnte. Irgendwie traute ich mich aber auch nicht, mit meinem Partner offen darüber zu sprechen. Stattdessen schob ich mein schlechtes Gewissen weg und bekam davon nur noch schlechtere Laune. Worunter mein Mann natürlich ganz besonders zu leiden hatte.

Nachdem er alles versucht hatte, um meine Laune zu verbessern, musste er einsehen, dass selbst das leckerste Essen und das teuerste Spa nichts an meiner Stimmung ändern konnten. Als letzten Akt der Verzweiflung drückte er mir einen Gutschein für eine Schwangeren-Yogastunde in die Hand. Zum Glück folgte ich seinem Rat. Was zeigt, dass ich nicht mehr ich selbst war, denn »Nein« ist unter normalen Umständen meine Standardantwort auf die Vorschläge von anderen. Insbesondere, wenn es Ratschläge von Familienmitgliedern sind. In diesem Punkt bin ich in der Teenagerphase stecken geblieben. Doch aus irgendeinem Grund hörte ich damals auf ihn. Hätte mir allerdings jemand erzählt, dass ich nur vier Jahre später selbst Yogalehrerin sein würde, ich wäre in schallendes Gelächter ausgebrochen.

Eine Woche später saß ich in einem pinken Raum auf einem lila Meditationskissen und folgte den Anleitungen der durchtrainierten Lehrerin, die uns immer wieder dazu aufforderte, die Kraft des Lebens in uns zu spüren. Allein ihre Wortwahl hätte mich unter normalen Umständen dazu gebracht, schreiend aus dem Raum zu rennen, denn anstelle einer unbändigen Kraft spürte ich eine nicht enden wollende Übelkeit in mir hochkommen. Aber erstens war ich schwanger, und zweitens saß ich in der ersten Reihe und hatte keine Chance, unauffällig wegzulaufen. Zum Glück. Ansonsten hätte das Yoga niemals einen so wichtigen Platz in meinem Leben gefunden.

Vierundsiebzig Minuten später verkündete die Lehrerin, dass wir uns nun endlich für die Schlussentspannung auf die Matte legen könnten. Freudig legte ich mich auf den Rücken, schloss die Augen und überlegte, welchen Kuchen ich mir nach der Stunde gönnen würde, als mich urplötzlich eine unglaubliche Angst überkam. Eine Angst, wie ich sie in meinem ganzen Leben noch niemals verspürt hatte. Ich wollte gerade meine Tasche greifen und aus dem Raum rennen, als die Lehrerin sagte: »Nehmt an, was kommt. Nehmt es wahr. Lasst es kommen und wieder gehen.« Und das tat ich. Warum, weiß ich bis heute nicht. Doch irgendetwas in mir hielt mich auf der Matte und zwang mich dazu, meiner Angst in die Augen zu blicken. Nachdem diese ihren Höhepunkt erreicht hatte, spürte ich, wie mein Atem nach und nach wieder zur Ruhe kam. Ich war immer noch überwältigt von dem Gefühl, das mich so urplötzlich überkommen hatte. Und inmitten dieser wildfremden schwangeren Frauen wurde mir eines schlagartig klar. Weder die Übelkeit noch der dicke Bauch oder die geschwollenen Füße waren der Grund für meine Unruhe und schlechte Laune gewesen. Nein, es war die Tatsache, dass ich das erste Mal in meinem Leben von einer Entscheidung nicht mehr zurücktreten konnte und dass ich mit den Konsequenzen, die daraus resultierten, für immer leben musste. Etwas, das mir, einem Menschen, dem seine Freiheit das Wichtigste ist, eine gehörige Portion Angst einjagte.

Und noch etwas habe ich damals gelernt: Dass wir unsere Angst nur überwinden können, wenn wir ihr direkt ins Auge sehen und uns mit ihr auseinandersetzen. Denn wenn wir sie unterdrücken und verdrängen, wird sie unser Leben bestimmen. Ja, sie wird unsere ganze Wahrnehmung verzerren, weil wir unsere Umgebung nur noch durch die Brille der Angst wahrnehmen. So wie ich es zu Beginn meiner Schwangerschaft getan habe. Erst als ich mir darüber bewusst geworden bin, konnte ich die Welt wieder mit klaren Augen sehen. Und es war kein Zufall, dass das ausgerechnet während einer Yogastunde geschehen ist. Denn das Ziel des Yoga ist es, sich von den Kräften, die unsere Wahrnehmung verzerren, zu verabschieden. Diese *Kleshas* (Sanskrit für »Leiden«), wie sie im Yoga genannt werden, sind Unwissenheit, Ego, Wunsch, Abneigung und – Überraschung! – Angst.

Doch wie soll das funktionieren? Wir können unserer Angst oder unserem Ego ja nicht einfach die Hand geben und uns auf Nimmerwiedersehen von ihnen verabschieden. Nein, das können wir nicht. Aber wir können uns auf den achtgliedrigen Yogaweg begeben und versuchen, diese leidschaffenden Kräfte nach und nach aus unserem Leben zu verbannen.

Wie dieser achtgliedrige Yogaweg im Konkreten aussieht und wie wir ihn für unseren modernen Alltag adaptieren können, darum soll es in diesem Buch gehen. Dabei werden wir uns nicht jeden Vers aus dem *Yogasutra* einzeln vornehmen und, so wie es in vielen philosophischen Auswertungen gängig ist, kompliziert analysieren. Denn dafür müsste ich nicht nur perfekt Sanskrit beherrschen, sondern auch jahrelang indische Philosophie studiert haben. Nein, dieses Buch ist vielmehr mein persönlicher Vorschlag, wie wir diesen jahrtausendealten Lebensweg auf moderne und unkomplizierte Art und Weise in unser Leben integrieren können und dadurch unserem Glück ein Stück näherkommen.

Namaste

Der Yogaweg des Patañjali

»Das, was du heute denkst, wirst du morgen sein.«

Buddha

Bevor es mit unserer Reise auf dem achtgliedrigen Yogaweg losgeht, sollten wir etwas über die Ursprünge des Yoga erfahren. Das klingt viel komplexer, als es ist, denn das eine wahre Yoga gibt es nicht. Vielmehr kann man das Yoga als einen Oberbegriff für verschiedene Arten des Selbststudiums und der Selbsterfahrung verstehen, die sich in den letzten Jahrtausenden weiterentwickelt haben.

Das Wort Yoga leitet sich von der indogermanischen Wortwurzel *yuj* (anschirren, anbinden, zusammen in ein Joch binden) ab. Das mag im ersten Moment etwas irritierend klingen, denn durch eine Methode der Selbsterfahrung möchte man sich eigentlich von seinen Anbindungen loslösen. Doch das – und nun ergibt die Übersetzung auch wieder Sinn – kann uns laut des Yoga nur gelingen, wenn wir die Kräfte unseres Körpers, Geistes und Atems bündeln.

Diese Sicht auf uns selbst und auf die Welt basiert auf der sogenannten vedischen Kultur, deren Grundlage eine religiöse Textsammlung ist: die Veden (circa 1500 bis 500 v. Chr.). Zu den wichtigsten Veden zählen die *Upanishaden*, eine Sammlung von philosophisch-mythischen Texten. Ein weiterer prägender Text ist die Bhagavadgita (»Der Gesang des Erhabenen«). Die Gita, wie sie auch genannt wird, stellt mit ihren 700 Versen den berühmtesten Teil des indischen Nationalepos Mahabharata (»Die große Geschichte Indiens«) dar. Sie zählt bis heute zu den meist gelesenen Büchern Indiens.

Als eine der bedeutsamsten Schriften des Yoga gilt das Yogasutra des Patañjali, auf das wir in diesem Buch unser Augenmerk richten werden.

Das Yogasutra ist zwischen dem 2. Jahrhundert v. und dem 2. Jahrhundert n. Chr. entstanden. Es ist, wie schon der Name Sūtra (Faden) impliziert, ein Leitfaden dafür, wie wir das Yoga praktizieren sollen. Das Yogasutra besteht aus 195 sehr knappen Versen, die in vier Kapitel eingeteilt sind. Diese wurden von den Schülern auswendig gelernt und gemeinsam mit dem Lehrer interpretiert. So konnte in oralen Kulturen, in denen die Sprache die einzige Tradierungsmöglichkeit war, der Text von Generation zu Generation weitergegeben werden. Die Versstruktur sorgte dafür, dass der Inhalt unverändert weitergegeben wurde. Jede Unregelmäßigkeit, die durch Weglassen, Verändern oder Hinzufügen einzelner Worte entsteht, wäre aufgrund des Versmaßes sofort bemerkt worden.

Das Yogasutra und die darin aufgestellten Verhaltensempfehlungen im Miteinander und mit uns selbst stellen für mich und für viele andere Yogi*nis, die es ernst mit der yogischen Lehre nehmen, den Grundpfeiler des Yoga dar. Sie sind für die Yogi*nis das Gleiche wie die zehn Gebote für die Christen und sollen uns dabei helfen, dauerhaft zufrieden und glücklich zu werden. Die gute Nachricht ist, dass das durchaus möglich ist, denn laut des *Yogasutra* tragen wir alle das Glück bereits in uns. Wir müssen es nur wiederfinden. Doch dafür müssen wir uns von äußeren Einflüssen befreien und lernen, die anderen Menschen, unsere Umgebung und vor allem uns selbst ganz wertfrei zu sehen. Ohne die Brille der Subjektivität. Doch das ist leider verdammt schwierig, denn es gibt Kräfte, die uns auf dem Weg zu unserem Glück immer wieder ins Straucheln bringen: die sogenannten *Gunas*.

Um diese *Gunas* genauer erklären zu können, müssen wir etwas tiefer in die indische Philosophie eintauchen und uns mit dem *Samkhya*-System beschäftigen.

Das *Samkhya*-System (Sanskrit für »Aufzählung«, »Zahl«) zählt zu den sechs klassischen orthodoxen Philosophiesystemen Indiens. Es hat eine dualistische Sicht auf die Welt und geht davon aus, dass unser Sein aus zwei Prinzipien besteht: *Purusha* und *Prakriti*.

Purusha ist reines Bewusstsein. Es ist unveränderlich, es ist die Urseele, die niemals wertet und alles so sieht, wie es ist. Indes *Prakriti* als die Urmaterie verstanden wird, die – und nun kommen wieder unsere *Gunas* ins Spiel – aus den drei Grundeigenschaften *Tamas* (Trägheit/Stabilität), *Rajas* (Tatendrang/Unruhe) und *Sattva* (Reinheit/Harmonie) besteht.

Purusha und *Prakriti* können ohne einander nicht existieren. Sie verhalten sich zueinander wie Weiß zu Schwarz, Helligkeit zu Dunkelheit oder das Gute zum Bösen. Sie sind

Pole, die sich aufgrund ihrer Verschiedenartigkeit gegenseitig definieren und bestehen. Und ebenso wie wir durch den Tod erst wissen, was es bedeutet zu leben, können Purusha und Prakriti durcheinander existieren und sich erfahren. Sie müssen sich also miteinander verweben, um ihre eigentliche Natur zu verstehen.

Das alles hört sich komplizierter an, als es ist. Das Wichtigste für uns ist jedoch vor allem, dass auch wir Teil dieses dualistischen Weltbildes und dementsprechend von Purusha und Prakriti durchdrungen sind. Das Samkhya-System zählt allerdings unseren individuellen Geist zur Materie, also zu Prakriti. Denn das System geht davon aus, dass wir alle in unserer eigenen kleinen Welt leben, die wir uns aus unseren Erfahrungen, Wahrnehmungen und Gefühlen im Kopf zusammengesetzt haben. Unser Geist ist also alles andere als objektiv und deshalb auch nicht Purusha zugehörig.

Kommen wir nun aber zu Patañjali und den Störenfrieden auf unserem Weg zum Glück: den drei Gunas.

Ähnlich wie das Samkhya-System geht Patañjali davon aus, dass alles in der Welt aus den beiden Prinzipien Purusha und Prakriti besteht. Auch der Mensch. Nur leider hat der Mensch das vergessen und damit begonnen, sich nur noch über seinen Körper und Geist, sprich über seine Materie zu definieren. Und da Prakriti wiederum aus den drei Gunas besteht, wird auch unser Handeln und Denken von ihnen gelenkt, und bei den meisten Menschen ist eines der drei Gunas ganz besonders ausgeprägt.

So würde ich mich eindeutig als einen Menschen einschätzen, der sehr stark von *Rajas* geprägt ist und immer ein bisschen zu schnell nach vorne prescht. Zudem habe ich extreme Schwierigkeiten damit, auf irgendetwas zu warten. Geduld zählt also nicht zu den Eigenschaften, die bei mir besonders ausgeprägt sind. Aus diesem Grund verfalle ich nicht selten in einen vorschnellen Aktionismus. In manchen Momenten ist meine *Rajas*-Neigung jedoch auch vorteilhaft. Insbesondere, wenn es darum geht, unangenehme Anrufe zu erledigen. Etwas, das meinem von *Tamas* geprägten Mann ganz besonders schwerfällt – weshalb solche Aufgaben meistens an mir kleben bleiben.

Bei meiner Tochter indes ist es wiederum ganz anders. Bei ihr war von Geburt an das *Guna Sattva* ganz besonders ausgeprägt. Ja, selbst wenn wir bei gleißender Hitze ohne Klimaanlage im Stau stehen, kann meine Tochter der Situation etwas Positives abgewinnen. Denn wann haben wir sonst die Zeit dazu, drei Stunden am Stück ungestört miteinander zu reden? Ich im Gegensatz gerate schon nach dreißig Minuten an meine Grenzen und würde am liebsten Reißaus nehmen. Doch was sagt meine Yoga-beflissene Tochter in solchen Momenten zu mir? »Mama, du solltest wirklich mehr an deinem *Sattva* arbeiten.« Und damit hat sie vollkommen recht. Denn nur, wenn es uns gelingt, *Sattva* mehr Raum in unserem Leben zu geben, können wir laut Patañjali zu dem Ort durchdringen, an dem wir glücklich sind und mit *Purusha*, dem reinen Bewusstsein, verbunden sind: unserem Wesenskern. Dieser sitzt tief in uns und macht sich nichts aus Reichtum oder Erfolg, sondern ist per se zufrieden. Er sieht die Welt genau so, wie sie ist.

Ohne eingefärbte Subjektivität. Es ist der Ort, an dem wir von Wollen und Denken befreit sind und den religiöse Menschen als »unsere Seele« bezeichnen würden. Leider ist unser Wesenskern jedoch von einem Schleier von Prägungen, Mustern und Erfahrungen verhüllt, die wir im Laufe unseres Lebens gemacht haben. Patañjali bezeichnet diese Muster, die wir wie einen schweren Rucksack an Erfahrungen mit uns herumschleppen, als Kleshas (Sanskrit für »Leiden«). Im Gegensatz zu den Gunas sind die Kleshas keine Eigenschaften unserer Materie (Prakriti), sondern, wie man umgangssprachlich so schön sagt, »hausgemacht«. Es sind innere Prägungen, die aufgrund unserer Erfahrungen, Erziehung oder unseres sozialen Umfeldes entstanden sind und sowohl unsere Handlungsweise als auch unsere Sicht auf die Welt bestimmen. Sie führen dazu, dass wir die Welt mit einem ganz bestimmten subjektiven Blick sehen und Situationen als leidvoll erfahren.

Laut Patañjali gibt es fünf Kleshas: Avidya (Unwissenheit), Dvesha (Abneigung), Asmita (Ego), Abhinivesha (Angst) und Raga (Begehren). Ähnlich wie bei den Gunas sind manche Kleshas bei uns besonders stark ausgeprägt. Das hängt auch davon ab, welcher Guna-Typ wir sind. So wird bei einem tamasigen Menschen das Klesha Abhinivesha (Angst) eine große Rolle spielen. Indes wird ein von Rajas geprägter Mensch, so wie ich, immer wieder mit dem Klesha Asmita (Ego) zu kämpfen haben. Doch natürlich gestehen wir, die von Rajas geprägten Menschen, uns das nicht gern ein. Denn Neid ist kein Gefühl, mit dem man hausieren geht. Also versuchen wir bei den anderen nach Gründen für unsere unschönen Gefühle zu suchen und beginnen, sie herabzusetzen, zum Beispiel indem wir schlecht über sie reden. Dies beschert uns wiederum keine Genugtuung, sondern nur mehr Leid. Denn die Erleichterung, die wir nach dem Lästern verspüren, weicht, wie wir alle wissen, irgendwann unserem schlechten Gewissen. Und da Leid wiederum das Lieblingsfutter unserer *Kleshas* ist, beginnen sie noch größer und größer zu werden. Ein Teufelskreis.

Doch zum Glück hat uns Patañjali mit dem achtgliedrigen Yogaweg eine praktische Anleitung hinterlassen, mit der es uns gelingen kann, mehr *Sattva* in unserem Leben zu etablieren und den Schleier der *Kleshas* ein Stück weit zu lüften.

Welchen Einfluss die *Kleshas* auf unsere Wahrnehmung haben, bekommen wir vor allem anhand unseres *Citta* (Geist) zu spüren. Denn unsere Gedanken richten sich immer gern nach dem *Klesha*, das gerade besonders großen Aufwind verspürt.

So wollen wir an einem *Raga*-Tag alles haben, was wir im Schaufenster sehen. Indes wir, wenn die *Abhinivesha* (Angst) mal wieder ganz besonders präsent ist, bei jedem Anruf denken, dass unser Kind einen Unfall hatte und nun im Krankenhaus liegt – auch wenn es dafür keinen objektiven Grund gibt. An manchen Tagen ist ein *Klesha* sogar so präsent, dass unsere Gedanken sich immer wieder im Kreis drehen und wir immer und immer wieder über dieselbe Sache nachgrübeln. Patañjali bezeichnet diese Gedankenschleifen, in die wir immer wieder geraten, als *Vrittis*. Sie sind die Wellen, auf denen unsere Gedanken durch unseren Kopf surfen. So lange, bis es uns gelingt, die Welle wieder zur Ruhe zu bringen. Oder wir vor Erschöpfung einschlafen. Laut Patañjali gibt es fünf Arten von Vrittis: Pramana, Gedankenwellen, die der Wahrheit entsprechen. Viparyaya, falsches Wissen und gedankliche Irrtümer, Vikalpa, die eigenen Vorstellungen und Ideen, Smriti, die Erinnerung, und Nidra, den Schlaf. Je nachdem, ob die Vrittis als Dukha (leidverursachend) oder Sukha (freudvoll) wahrgenommen wird, tendieren wir dazu, die Welt als schlecht oder gut einzuschätzen. Das ist auch der Grund dafür, dass wir mit unseren Gefühlen immer wieder gern zwischen himmelhochjauchzend und zu Tode betrübt hin- und herschwanken. Entweder wir haben das Gefühl, dass unser Leben das beste von allen ist und es besser läuft, als wir zu hoffen gewagt hätten. Oder wir sind der festen Überzeugung, dass wir die geborenen Pechvögel sind und alle um uns herum viel mehr Glück haben. Und wenn wir uns doch mal richtig schön ausbalanciert fühlen, dann kommen die Kleshas ums Eck und katapultieren uns im Nullkommanichts wieder aus unserer Mitte heraus ins Gedankenkarussell.

Doch die Kleshas sind nicht nur für unser Weltbild, sondern auch für unser Selbstbild verantwortlich. Denn gerade in der heutigen Welt, in der wir zu jeder Zeit sehen können, dass die anderen doch einen viel tolleren Urlaub und eine viel schönere Hochzeit haben oder eine viel erfolgreichere Karriere hinlegen, ist unser Selbstbild mehr denn je von unserem Weltbild geprägt. Obwohl wir wissen, dass die meisten Bilder bearbeitet sind und die wenigsten unserer

Freunde bei Tageslicht genauso perfekt wie auf Instagram aussehen, lassen wir uns davon beeinflussen. Das kann dazu führen, dass, wenn wir gerade mit unserem Freund zufrieden auf dem Sofa fläzen, wir allein durch einen kurzen Klick und einen Blick auf unsere Social-Media-Kanäle unsere eigene Situation und unser gesamtes Leben plötzlich völlig anders bewerten. Denn mit dem der coolen Kollegin, die gerade im schicken Designeroutfit auf einer Aftershowparty von der Fashion Week ist, kann unser Leben natürlich nicht mithalten. Und schon haben wir durch einen kurzen Blick in die virtuelle Welt uns und unseren Selbstwert ordentlich herabgesetzt. Schuld daran ist das blöde *Klesha Asmita* (Ego), das uns glauben macht, unser Leben sei weniger spannend als das unserer Freundin, die auf die Fashion Week eingeladen ist. Ein Gedanke, den wir vor dem Blick auf Instagram noch gar nicht hatten. Der sich aber nun, da wir gesehen haben, was unsere Freundin so treibt, in unserem Kopf breitgemacht hat und mit dem wir unser Leben und unser Selbstbild ein ordentliches Stück herabsetzen.

Doch zum Glück gibt es ja Patañjali.

Dank ihm und dem achtgliedrigen Yogaweg können wir die Hürden, die uns auf unserem Weg zum Glück im Wege stehen, nicht nur erkennen, sondern auch gleich aus dem Weg räumen. Wie immer im Leben müssen wir dafür als Allererstes bei uns selbst anfangen. Weswegen Punkt eins auf dem achtgliedrigen Yogaweg uns auch dazu auffordert, unser Verhalten gegenüber unseren Mitmenschen zu ändern.

In acht Schritten zum Glück

»Deine wahre Natur ist es, glücklich zu sein. Es ist daher nicht falsch, sich das Glück zu wünschen. Falsch ist nur, es außen zu suchen, denn das Glück ist in Dir.«

Bhagava Sri Ramana Maharshi (1879–1950), indischer Guru

Schritt I:
Die Yamas – Der Umgang mit unserer Umwelt und unseren Mitmenschen

Die *Yamas* (Sanskrit für »Einhaltung«, »Selbstkontrolle«) sind die erste Stufe auf dem achtgliedrigen Yogaweg. Sie stellen eine Art Verhaltenskodex im Umgang mit anderen Menschen dar, an den wir uns laut Patañjali als Yogi*nis halten sollten. Denn wer anderen Leid zufügt, schadet nur sich selbst, weil er oder sie durch dieses Verhalten den *Kleshas* jede Menge Futter gibt und die Aktivität der *Vrittis* ordentlich ankurbelt.

Natürlich sind wir alle nicht unfehlbar und reden manchmal gern schlecht über andere. Obwohl wir wissen, dass es nicht richtig ist, und wir es selbst ganz schrecklich finden, wenn andere hinter unserem Rücken über uns tratschen. Wir sollten uns fragen, was das Lästern eigentlich mit uns selbst macht.

Warum reden wir manchmal schlecht über andere?

Und wie häufig verletzen wir andere eigentlich unbeabsichtigt?

Das alles erfahren wir, wenn wir uns intensiver mit den fünf *Yamas* auseinandersetzen: *Ahimsa* (Gewaltlosigkeit/Hilfsbereitschaft), *Satya* (Ehrlichkeit), *Asteya* (Nichtstehlen), *Brahmacharya* (Mäßigung) und *Aparigraha* (Nichtbegehren/Genügsamkeit).

Ahimsa – Gewaltlosigkeit/Hilfsbereitschaft

Das erste *Yama*, *Ahimsa*, ist mein Lieblingsyama. Die Vorstellung, dass wir Menschen mit allen Lebewesen einen gewaltfreien Umgang haben, ist einfach zu schön. Leider sind wir noch weit davon entfernt. Denn wenn wir einen gewaltfreien Umgang mit den Tieren um uns herum wirklich leben würden, dürften wir weder Fleisch essen noch den Tieren ihre Eier oder ihre Milch stehlen. Stattdessen müssten wir uns vegan ernähren, so wie es viele Yogi*nis bereits tun.

Im Grunde meines Herzens unterstütze ich diese Art der Ernährung, doch leider fällt es mir sehr schwer, mich vollständig vegan zu ernähren. Ja, lange Zeit habe ich es noch nicht einmal geschafft, auf Fleisch zu verzichten, obwohl mir bewusst war, dass unser Fleischkonsum einen entscheidenden Faktor bei der CO^2-Emission darstellt. Ich war mir zudem durchaus bewusst, dass die wenigsten Tiere, die später als Essen auf unserem Teller landen, ein gutes Leben hatten. In unserer heutigen Zeit, in der Fleisch schön abstrakt eingeschweißt im Kühlregal liegt, kann man die Tatsache, dass für unseren Fleischkonsum Tiere sterben müssen, leider sehr gut verdrängen. Mir persönlich ist es wichtig, dass meine Tochter weiß, woraus die Wurst auf ihrem Brot besteht. Als sie kleiner war, hat sie das noch nicht sonderlich interessiert. Doch je älter sie wurde, umso mehr hat sie sich mit der Herkunft und Produktion von Fleisch auseinandergesetzt. Und so war es nur eine Frage der Zeit, bis sie sich dazu entschied, Vegetarierin zu werden. Das wiederum hat meinen Mann und mich motiviert, ebenfalls mehr auf Fleisch zu verzichten. Mittlerweile sind wir alle Vegetarier.

Zudem versuchen wir, durch Produkte wie Hafermilch und Sojajoghurt unseren Milchkonsum herunterzufahren. Eier beziehen wir nur noch von Firmen, die auch die männlichen Küken am Leben lassen. In Berlin ist eine solche Ernährung mit keinem großen Aufwand verbunden, denn selbst der Minisupermarkt ums Eck hat eine große Auswahl an veganen und vegetarischen Produkten.

Auch in Sachen Essengehen ist Berlin für Veganer ein Paradies. So gibt es bei uns im Kiez gleich mehrere vegane Eisdielen. Andererseits wird in Berlin um die Ernährung ein riesiges Thema gemacht. Ja, um das Thema Essen ist ein wahrer Hype entstanden. Ein Hype, der mir definitiv eine Nummer zu groß geworden ist. Denn auch wenn es wichtig ist, was wir essen und wie wir uns ernähren, sollte die Beschäftigung mit dem Essen nicht unser Lebensmittelpunkt werden. Oder dass man sich aus reinen Coolnessgründen dazu entscheidet, vegan zu werden.

Ebenso wenig sollten wir andere aufgrund ihres Essverhaltens in eine Schublade stecken oder ihnen gar unterstellen, sie wären, nur weil Fleisch auf ihrem Ernährungsplan steht, schlechtere Menschen als wir selbst. Erstens ist das anmaßend und zweitens komplett kontraproduktiv. Denn wenn mir jemand erzählen will, was ich zu tun habe, dann schalte ich automatisch auf Gegenangriff. Überhaupt finde ich, dass jeder Mensch die Frage, ob er sich vegan oder vegetarisch ernährt, für sich selbst beantworten muss. Wenn man es mit *Ahimsa*, der Gewaltlosigkeit und dem achtgliedrigen Yogaweg wirklich ernst nimmt, sollte man sich aber zumindest darüber bewusst sein, was man isst. Wir sollten uns fragen, woher unser Fleisch stammt, unter welchen Umständen die Tiere lebten, und vielleicht auch, ob es nicht reicht, wenn wir einmal in der Woche Fleisch essen. Denn das ist nicht nur gut für das Klima, sondern auch für unser Portemonnaie. In Sachen Gewaltfreiheit gegenüber den Tieren ist bei unserem Alltagsverhalten also noch sehr viel Luft nach oben.

Doch leider haben wir nicht nur in Sachen gewaltfreier Umgang mit Tieren jede Menge Handlungsbedarf. Auch im Umgang mit den anderen Menschen haben wir alle noch sehr viel zu lernen. Obwohl wir wissen, dass Gewalt keine Lösung ist, greifen wir nur allzu schnell in die verbale Waffenkammer. Verbale Angriffe sind nicht nur bloße Worte; sie können sogar in manchen Fällen tiefer und verletzender sein als eine schallende Ohrfeige. Natürlich bin ich ein absoluter Gegner von körperlicher Gewalt und sie ist in keiner Situation zu rechtfertigen. Doch jede oder jeder von uns wurde auch schon einmal durch Worte verletzt. Wir wissen also, wie schwer Worte uns treffen können. Wie sehr, das konnte ich erst kürzlich beim Besuch meiner Mutter in Berlin wieder feststellen.

Die Beziehung zwischen meiner Mutter und mir ist recht eng. Das ist einerseits sehr schön, führt aber auch zu sehr vielen unnötigen Missverständnissen. Bei ihrem letzten Besuch bei uns hatte ich mir extra Zeit für sie freigeschaufelt, da wir uns schon lange nicht mehr gesehen hatten. Ich bin mit ihr ins Kino gegangen, habe sie beim Shoppen beraten und habe abends, wenn wir zu Hause waren, mit ihr zusammen gekocht, geredet und gegessen. Es war

alles in allem eine schöne Zeit und selbst das Wetter spielte mit. Ich war mit dem Besuch also rundum zufrieden. Doch als ich sie an unserem letzten Abend beim Essen fragte, wie es ihr in Berlin gefallen hatte, sagte sie:
»Ist schon recht gewesen.«
Das war definitiv nicht die Antwort, mit der ich gerechnet hatte. Trotzdem erwiderte ich nichts. Die Antwort setzte sich aber nachhaltig in meinem Kopf fest. Also tat ich das, was bei Missverständnissen das Beste ist: Ich fragte sie bei unserem nächsten Telefongespräch, was ihre Antwort zu bedeuten hatte. Und siehe da, ihr hatte unsere gemeinsame Zeit ebenso gut gefallen wie mir; das hatte sie mit ihrer Antwort eigentlich auch zum Ausdruck bringen wollen. Nur leider hatte sie dafür einen Satz gewählt, den ich nicht richtig einsortieren konnte. »Ist schon recht gewesen« war wohl der Standardsatz meines Vaters gewesen, wenn ihm etwas ganz besonders gut gefallen hatte. Meine Mutter hatte mir mit ihrer Antwort im Grunde also ein Kompliment machen wollen. Leider konnte ich mich an diesen Spruch meines Vaters überhaupt nicht mehr erinnern. So hat sie nicht nur mir, sondern auch sich selbst ungewollt jede Menge Leid zugefügt, denn nach dem Telefonat quälte meine Mutter sich tagelang mit Selbstvorwürfen. Eine Reaktion, die verständlich, aber leider komplett kontraproduktiv ist, denn wir können das Gesagte nicht mehr zurücknehmen. Trotzdem fällt es uns allen schwer, die Vergangenheit ruhen zu lassen. Lieber vermiesen wir uns auch noch die Gegenwart und quälen uns mit Selbstvorwürfen. In diesem Punkt weiß ich ganz genau, wovon ich spreche, denn

ich bin eine wahre Meisterin darin. Ich kann mir wegen eines falschen Satzes gegenüber einer Freundin wochenlang Vorwürfe machen. Obwohl ich weiß, dass es wesentlich sinnvoller wäre, beim nächsten Mal meine Zunge einfach im Zaum zu halten. Denn ganz gleich, wie achtsam wir bei unserem Verhalten sind, wir werden immer wieder Fehler machen. Das ist auch nicht weiter schlimm. Wichtig ist nur, dass wir uns einen angemessenen Umgang mit unseren Fehlern angewöhnen und nicht jahrelang künstlich an ihnen festhalten. Denn nur wenn wir lernen, die Vergangenheit ruhen zu lassen, und uns auf die Gegenwart fokussieren, können wir auf unserem Weg, Schritt für Schritt, mit gleichmütiger Beharrlichkeit vorangehen.

Das wusste natürlich auch schon der weise Patañjali. Weshalb für ihn *Vairagya* (Gleichmut) und *Abhyasa* (Beharrlichkeit) auch die Grundvoraussetzungen sind, um auf dem achtgliedrigen Yogaweg voranschreiten zu können. Dabei gilt es wie immer bei Patañjali, zwischen den beiden Prinzipien die goldene Mitte zu finden. Wir sollten also weder verbissen und ohne nach links und rechts zu schauen unseren Weg gehen. Noch sollten wir so gleichgültig gegenüber unserer Zukunft sein, dass wir ziellos von einem Tag in den nächsten leben. Stattdessen fordert uns Patañjali dazu auf, bestimmt, aber achtsam unseren Weg zu beschreiten, ohne die Freude daran zu verlieren. Damit uns das gelingt, dürfen wir uns die Gegenwart aber nicht von unseren gestrigen Fehlern oder potenziellen Problemen in der Zukunft vermiesen lassen. Das ist schwerer, als es klingt, denn die meiste Zeit unseres Lebens verbringen wir damit, über die nächste

Prüfung, das nächste Vorstellungsgespräch oder Meeting mit dem Chef nachzudenken. Oder wir ärgern uns über die schlechte Note, den misslungenen Vortrag oder den Patzer am Arbeitsplatz. Wir sind mit unseren Gedanken folglich überall, nur nicht in der Gegenwart.

Und was bringt uns das? Nichts. Außer jede Menge unnötige Erinnerungen an Ereignisse, die unabänderlich sind, und an Szenarien, von denen wir nicht wissen, ob sie jemals eintreten werden.

In der Gegenwart zu leben ist also viel leichter gesagt als getan. Ich selbst habe mir schon zig Wochenenden mit dem Grübeln über einen Satz oder eine fiese Bemerkung von einer Kollegin vermiest oder mich tagelang über einen Fehler geärgert, den ich nicht mehr rückgängig machen konnte. Einfach, weil ich es nicht gut ertrage, wenn etwas nicht so läuft, wie ich es mir vorstelle. Das Yoga hat mir dabei geholfen, besser und gesünder mit meinen Fehlern umzugehen. Ich habe gelernt, die Gedankenwellen, die nach einem Fauxpas von mir durch meinen Kopf schwirren, durch Meditation systematisch zur Ruhe zu bringen. Denn wie sagte Michel de Montaigne so schön: »Mein Leben war voll von fürchterlichem Unglück, das meistens gar nicht passierte.«

Doch was hat dieses ganze Gedankenkarussell eigentlich mit *Ahimsa* zu tun? Jede Menge, denn bei *Ahimsa* geht es nicht nur darum, dass wir uns in Gedanken, Worten und Taten gegenüber anderen Lebewesen gewaltfrei verhalten. Nein, es geht auch darum, dass wir versuchen, uns selbst so wenig Gewalt wie möglich zuzufügen. Doch leider machen wir das sehr häufig allein schon durch unsere Gedanken. Weshalb es auch umso wichtiger ist, dass wir nicht nur gegenüber anderen, sondern auch gegenüber uns selbst gewaltfrei agieren. In Worten, Taten und Gedanken.

Satya – Ehrlichkeit

Satya bedeutet Ehrlichkeit. Etwas, das vielen Menschen sehr schwerfällt zu leben. Nicht etwa, weil wir alle ganz besonders große Lügnerinnen und Lügner sind, sondern, weil viele von uns nicht gelernt haben, einen Konflikt auszuhalten. Geschweige denn, ihn fair zu führen. Deshalb versuchen wir so lange wie möglich, ihm aus dem Weg zu gehen.

Mein Mann zum Beispiel ist ein sehr harmoniebedürftiger Mensch, der Konflikte gern vermeidet. Wahrscheinlich, weil er niemals gelernt hat, für seine Wünsche einzustehen. Leider – oder ich sollte lieber sagen, zu seinem Glück – wird er durch seine Ehe mit mir nun dazu gezwungen.

Mein Mann möchte zum Beispiel, wenn wir in unserem Ferienhaus im Schwarzwald sind, immer viel Zeit mit Wandern verbringen. Für ihn ist es die beste Art, um einen Gang herunterzuschalten. Wohingegen meine Tochter und ich eingeschworene Wasserfans sind. Gerade im Sommer möchten wir, sobald die Sonne scheint, an einen der nahe gelegenen Seen fahren. Am liebsten mit meinem Mann natürlich. Der Konflikt ist also vorprogrammiert. Trotzdem hat mein Mann jahrelang vermieden, dieses Dilemma anzusprechen. Jedes Jahr aufs Neue hat er am Abend vor einem geplanten Ausflug nachdenklich in den Himmel geblickt und gesagt: »Hm, ich glaube, morgen wird es Regen geben.« Eine These, die wir aufgrund des fehlenden WLANs und

Internets leider nicht überprüfen konnten. Aber natürlich ging es sowieso niemals darum, ob es regnete oder nicht. Er hatte schlicht und ergreifend keine Lust, an einen See zu fahren. Das wollte ich allerdings von ihm selbst klar und deutlich hören. Immerhin stamme ich aus dem Ruhrgebiet, einer Gegend, in der Direktheit und Ehrlichkeit hoch angesehen sind. Deshalb sagte ich zu ihm: »Du willst nur lieber wandern gehen.« Doch selbst darauf reagierte er nicht. Stattdessen versuchte er, mit dem Verweis auf den hundertjährigen Kalender stichhaltige Beweise für seine These mit dem Regen zu finden. Am Ende fuhr mein Mann mit uns an den See und saß den ganzen Tag über wie ein Häufchen Elend im Schatten. Ich ignorierte ihn konsequent. Ich bin der Meinung, dass man ab einem gewissen Alter für seine Wünsche selbst eintreten sollte.

So ging es jahrelang. Bis mein Mann vor drei Jahren, als unser Standardkonflikt wieder drohte loszugehen, zu mir sagte: »Ich würde morgen gern wandern gehen.« Ich konnte es nicht fassen. Endlich sagte er es direkt. Und, was noch viel besser war, er schlug gleich noch vor, wie wir unseren Konflikt lösen könnten. Wenn er gegen Mittag wieder zu Hause wäre, dann könnte er am Nachmittag auch gemeinsam mit uns an einen See fahren. Und genau das taten wir.

Er hat mir übrigens nie verraten, woher der Sinneswandel kam. Ich glaube, er ist heimlich zu einem Coach gegangen. Oder hat eines meiner Yogabücher gelesen. Im Grunde bin ich aber nur froh, dass wir diesen »Konflikt« endlich aus der Welt geschafft haben.

Ich bin sicher, dass es viele zwischenmenschliche Probleme gibt, die aufgrund von falscher Rücksichtnahme, Konfliktscheue oder Ängstlichkeit entstehen. Deshalb kann uns *Satya* auch so gut dabei helfen, Konflikte produktiv auszutragen oder sogar zu vermeiden. Gerade heute, in einer Zeit, in der immer mehr Menschen Radikalität, Rassismus und Hass als probates Mittel ansehen, ist es wichtiger denn je, dass wir offen und ehrlich für unsere Meinung und Ideale einstehen. Sowohl gegenüber den anderen als auch gegenüber uns selbst. Denn *Satya* bedeutet nicht nur, gegenüber den anderen, sondern auch uns selbst gegenüber ehrlich zu sein. Das ist oft nicht einfach, denn wir können niemanden besser belügen als uns selbst. Es gibt immer eine Serie, eine Freundin oder eine Veranstaltung, die wir vorschieben können, wenn ein unangenehmer Termin ansteht. Gerade beim Thema Elternabend bin ich selbst ein großer Profi im Finden von Ausreden. Doch im Grunde schade ich mir damit nur selbst, denn am Ende gehe ich mit einem schlechten Gewissen ins Bett und mache mir Vorwürfe anstatt zu schlafen. Leid, das ich mir hätte ersparen können, wenn ich nicht versucht hätte, vor mir selbst eine billige Ausrede zu finden. Der gute alte Patañjali wusste also schon, warum er die Ehrlichkeit gleich als zweites *Yama* anführte. Denn wer ehrlich durchs Leben geht, der muss sich keine Gedanken darüber machen, ob die beste Freundin weiß, dass wir letzte Woche in der Bar über ihre knallgelbe neue Einbauküche gelästert haben. Der hat es der besten Freundin entweder schon selbst gesagt oder es einfach gleich für sich behalten. Ich selbst habe mir angewöhnt, meine Meinung über eine neue Frisur, ein geleastes Auto oder ein schickes Kleid nur dann zu äußern, wenn ich gefragt werde. Doch wenn meine Freunde mich ehrlich nach meiner Meinung fragen, stehe ich zu dem, was ich denke. Auch wenn es schmerzhaft ist. Man kann schließlich auch höflich sagen, dass man kein Fan von gelben Küchen ist. Trotzdem ist das eine Charaktereigenschaft, die mir immer wieder Ärger einbringt.

So werde ich von Bekannten oft gebeten, ihren Yogaworkshop oder ihre Fortbildung auf den sozialen Medien zu empfehlen. Ein Gefallen, den ich gern erfülle. Zumindest, wenn es sich um eine Fortbildung, ein Retreat oder eine Ausbildung handelt, die ich mit gutem Gewissen unterstützen kann. Doch leider sind auch schon Menschen aus meinem Bekanntenkreis an mich herangetreten, die zwar herzensgute Menschen sind, deren Ausbildung oder Workshops ich jedoch persönlich niemandem weiterempfehlen würde, zum Beispiel weil die Ausbildung zu teuer oder meine Bekannten zu unerfahren sind. Die Gründe sind ganz unterschiedlich.

Doch wie sagt man einer Person höflich ins Gesicht, dass man sie zwar sehr mag, sie aber für keine gute Lehrerin oder keinen guten Lehrer hält?

Ein schwieriges Unterfangen.

Gleichzeitig möchte ich nicht verantwortlich dafür sein, dass jemand sein lang gespartes Geld für ein schlecht organisiertes Retreat oder eine teure Ausbildung ausgibt. Also beiße ich jedes Mal aufs Neue in den sauren Apfel und sage den betreffenden Yogalehrer*innen höflich, aber bestimmt, dass ich sie aus diesem oder jenen Grund nicht weiterempfehlen möchte. Manch einer meiner Bekannten redet deshalb nicht mehr mit mir. Doch ich bleibe bei meinem Prinzip, denn ohne gute und konstruktive Kritik können wir uns nicht weiterentwickeln. In diesem Punkt spreche ich aus eigener Erfahrung. Bis zu meinem ersten Buchvertrag habe ich jede Menge Kritik von Redakteur*innen, Lektor*innen und Agent*innen eingesteckt. Das war nicht immer leicht, aber dafür lehrreich. Ich habe durch ihre Anmerkungen, Vorschläge und Kritik sehr viel gelernt. Gerade, was das Schreiben angeht, denn ich gehöre leider nicht zu denjenigen, die mit einer eindeutigen Begabung zur Welt gekommen sind. Nein, ich musste mir alles, auch das Schreiben, hart erarbeiten. Und ich musste hin und wieder in meinem Leben einsehen, dass, obwohl ich sehr fleißig bin, ich in manchen Dingen niemals wirklich gut sein werde. Im Zeichnen zum Beispiel – auch wenn ich das als Sechzehnjährige nicht hören wollte. Ich bin meinem Vater noch heute dankbar dafür, dass er mir damals, als ich von einem Leben als Künstlerin auf dem Montmartre träumte, ehrlich gesagt hat, dass mir dafür das nötige Quäntchen Begabung fehlt. Wenn ich mir heute meine Zeichnungen ansehe, muss ich ihm wohl oder übel zustimmen. Doch damals war seine Kritik für mich verdammt hart.

Nur was wäre seine Alternative gewesen? Mich anzulügen? Um mir dann, nachdem ich von hundert Kunsthochschulen abgelehnt worden wäre, zu sagen, dass er schon vorher gewusst hat, dass ich nicht begabt genug bin? Diese Unehrlichkeit hätte mich nur noch mehr verletzt und mein Vertrauen in ihn und sein Urteil zerstört. So aber wusste ich ganz genau, was er von meinen Plänen hält, und konnte mich entscheiden, ob ich seine Kritik annehmen oder es trotz seines Abratens versuchen möchte. Und ich bin sicher, dass er mich, selbst wenn ich seinen Rat in den Wind geschlagen hätte, nach Kräften unterstützt hätte. Mein Scheitern hätte dann jedoch nicht mehr in seiner, sondern in meiner Verantwortung gelegen, denn er hatte die seinige mit seiner ehrlichen Antwort schon wahrgenommen.

Sich in Satya zu üben bedeutet folglich nicht nur, ehrlich gegenüber seinem Nächsten zu sein. Es bedeutet auch, dass wir für das, was wir sagen, die Verantwortung übernehmen. Etwas, das sich viele Menschen heutzutage nicht mehr trauen. Diese Tendenz spiegelt sich sehr deutlich in den Aussagen von Prominenten, Politiker*innen und anderen öffentlichen Persönlichkeiten wider. Die wenigsten von ihnen trauen sich noch, klar Position zu beziehen und dafür einzustehen. Aus Angst, irgendeine Zeitung, ein Werbeträger oder Fan könnte sie dafür kritisieren. Auf kritische Fragen reagieren sie mit schwammigen Aussagen und Floskeln, die keinem wehtun. Sie helfen jedoch auch niemandem, sondern sie führen nur dazu, dass viele Menschen, denen sie ein Vorbild sind, sich an ihrem gesichtslosen Verhalten orientieren.

Wenn Patañjali uns dazu auffordert, Satya in unser Leben zu integrieren, bedeutet das also nicht nur, dass wir nicht mehr schlecht über andere sprechen. Es heißt auch, dass wir für unsere Wahrheit einstehen und wir für unseren Standpunkt und unsere Meinung die Verantwortung übernehmen – gegenüber uns, den anderen und der Gesellschaft. Denn nur dann werden die Vrittis, die in unserem Kopf herumschwirren, dauerhaft leiser und wir werden das friedliche Summen unseres Wesenskerns hören können.

Asteya – Nichtstehlen

Das dritte Yama, Asteya, ist eine Verhaltensregel, über die wir eigentlich nicht diskutieren müssen. Wir alle wissen, dass es nicht in Ordnung ist, wenn wir anderen Menschen das Fahrrad, Auto oder die schöne neue Tasche stehlen. Oder im Hotel den gemütlichen Bademantel mitgehen lassen. Doch Asteya bezieht sich nicht nur auf das Stehlen von materiellen Dingen. Nein, es bezieht sich – und das ist wesentlich spannender – auch auf das Stehlen von Gedanken, Ideen oder Lob.

Ein Beispiel: Wir sitzen mit unserer Praktikantin beim Essen und sie erzählt uns von einem super interessanten Blog, den sie gestern Abend entdeckt hat und auf dem viele neue und unbekannte Restaurants vorgestellt werden. Zwei Stunden später ist Redaktionskonferenz. Dort gehen wir alleine, ohne unsere Praktikantin hin. Als unser Chef in die Runde fragt, ob jemand einen coolen Blog zum Thema Restaurants kennt, schreien wir ganz laut »Ich« und empfehlen den Blog, den eigentlich unsere Praktikantin entdeckt hat. Die wiederum sieht vier Tage später, dass wir ihre Idee als Tipp auf die Seite gestellt haben, und bedankt sich, dass wir ihre Ideen so positiv annehmen.

Wie fühlt sich dieses Lob an? Irgendwie schlecht.

Kein Wunder, wir haben mit unserem Verhalten auch eindeutig gegen das Gebot von Asteya verstoßen. Auch wenn wir der Praktikantin, um bei unserem Beispiel zu bleiben, keinen direkten Schaden zugefügt haben, so haben wir uns doch mit ihren Federn geschmückt. Das ist gar nicht schön. Als unser Chef uns gelobt hat, hat sich das vielleicht sogar noch gut angefühlt. Doch wenn wir abends über den Tag nachdenken, legt sich das schlechte Gewissen gemütlich zu uns ins Bett. Womit wir uns, und da wären wir schon wieder beim Thema, im Endeffekt mehr Leid als Freude bereitet haben.

Doch *Asteya* beinhaltet noch mehr: Es bedeutet auch, sich an Verabredungen zu halten und nicht ständig fünf Minuten zu spät zu kommen. Etwas, das ich mir selbst ganz groß hinter die Ohren schreiben sollte; ich habe eine Tendenz, zu spät zu kommen. Denn damit stehlen wir den anderen nicht nur ihre Zeit, sondern lassen es ihnen gegenüber auch an Respekt fehlen. Ein Verhalten, das wir also absolut vermeiden sollten.

Asteya bedeutet auch, dass wir uns nichts nehmen, was uns nicht zusteht, das heißt zum Beispiel, uns nicht durch fiese Steuertricks an der Gemeinschaft bereichern. Auch wenn das kein Stehlen im üblichen Sinne ist, so lassen wir damit die anderen für eine Gemeinschaft zahlen, von der auch wir durch Bildung und ein Gesundheitssystem profitieren.

Das Gleiche gilt im Übrigen für unser Konsumverhalten. Denn wer *Asteya* in sein Leben integrieren will, der muss auch seinen Konsum entsprechend anpassen. Wir sollten uns fragen, wer dafür bezahlt, dass unser T-Shirt so billig ist, wessen Lebensräume darunter zu leiden haben, dass wir dreimal im Jahr mit dem Billigflieger nach Mallorca düsen, und ob es in Ordnung ist, dass für den Genuss unserer Lieblingsschokolade andere Menschen sozial ausgebeutet werden. Denn durch den Konsum von bestimmten Produkten oder einen luxuriösen Lebensstandard stehlen wir anderen Menschen ihre Existenzgrundlage und Lebensräume. Leider ist das sehr vielen unter uns noch immer nicht bewusst. Oder sie wollen es nicht hören, denn dann müssten sie sich ja eingestehen, dass sie, obwohl sie das Kreuzchen bei einer umweltfreundlichen Partei machen, mit ihrem Lebensstil die weltweite Armut und Umweltzerstörung fördern. Allein an diesem *Yama* kann man schon sehen, wie viel Potenzial in Patañjalis alter Weisheit steckt und warum wir mit ihr nicht nur unser persönliches Glück finden, sondern gleich auch noch die Welt retten können.

Für mich persönlich ist *Asteya* auch einer der Gründe, weshalb ich 2016 die gemeinnützige Organisation *Citizen2be* gegründet habe, die es sich zum Ziel gesetzt hat, traumatisierten Frauen durch Yoga dabei zu helfen, die schlimmen Dinge, die ihnen widerfahren sind, besser zu verarbeiten. Sehr viele der betroffenen Frauen mussten, auch aufgrund westlichen Konsumverhaltens, in ihren Heimatländern unter menschenunwürdigen Bedingungen arbeiten und leben. Überspitzt gesagt sind wir, bin ich persönlich und mein Konsumverhalten in der Vergangenheit für ihre Traumata und Flucht verantwortlich. Mit meiner Leidenschaft für Mode, meiner Kaffeesucht und meinem absurden Bedürfnis, das neueste Handy zu besitzen, habe ich ihnen die Lebensgrundlage für ihr Leben gestohlen. Deshalb ist es das

Mindeste, dass ich versuche, ihnen dabei zu helfen, die schwerwiegenden Erlebnisse, die sie durch ihre Flucht und Ausbeutung gemacht haben, zu verarbeiten.

Doch bevor wir konkret zum Thema Weltverbesserung und -rettung übergehen und uns anschauen, welche Rolle das Yoga dabei spielen kann, sollten wir uns erst einmal unserem nächsten *Yama*, *Brahmachary* (Mäßigung, Enthaltsamkeit), widmen.

Brahmacharya – Mäßigung

Unser nächstes *Yama*, *Brahmacharya*, wird meistens als sexuelle Keuschheit übersetzt. Sie soll uns im klassischen Sinne dabei helfen, mehr Energie für den Yogaweg übrigzuhaben. Eine Deutung, die für unser modernes Leben wenig hilfreich ist. Wir alle sind froh, dass wir die Verklemmtheit und Rigidität der letzten Jahrhunderte endlich hinter uns gelassen haben. Das heißt jedoch nicht, dass wir das Prinzip, das hinter *Brahmacharya* steckt, komplett ad acta legen müssen. Denn wenn wir es allgemeiner auslegen, geht es im Grunde darum, dass wir lernen, mit unserer Energie richtig zu haushalten. Dass wir bei allem, was wir tun und denken, das richtige Maß finden. Das heißt im Umkehrschluss natürlich nicht, dass wir nie wieder über die Stränge schlagen dürfen oder uns für immer die zweite, aber unnötige Kugel Eis verwehren. Dafür ist das Leben definitiv zu kurz und zu schön.

Nein, es heißt lediglich, dass wir lernen, mit unserem Verlangen besser umzugehen, und nicht gleich jedem Impuls ungefragt nachgeben. Dass wir uns zum Beispiel überlegen, ob wir das teure Paar Schuhe, das so prominent im

Schaufenster steht, auch wirklich benötigen. Oder ob wir nicht erst einmal die zwanzig Paar, die noch ungetragen bei uns im Schrank rumstehen, tragen sollten. Dasselbe gilt natürlich auch in Bezug auf Essen und Sexualität. Auch hier heißt sich in Brahmacharya üben, die richtige Mischung zu finden. Weder sollten wir uns krampfhaft dazu zwingen, mit dem Sex bis zur Ehe zu warten, noch sollten wir direkt mit jedem ins Bett springen, sondern diese Form der Intimität nur mit denjenigen teilen, denen wir uns wirklich nahe fühlen. Wie viele Menschen das sind, das bleibt jedem selbst überlassen. Ich bin der felsenfesten Überzeugung, dass jeder Mensch, der ein Fünkchen Bauchgefühl besitzt, weiß, ob er sich mit einer anderen Person verbunden fühlt. Ich möchte mich in diesem Punkt auch keinesfalls als Moralapostel aufspielen. Ich weiß jedoch, dass man mit einem schalen Gefühl nach Hause geht, wenn man Nähe zu jemandem zugelassen hat, der einem nicht nahesteht. Weshalb es gerade in diesem Punkt sehr ratsam ist, sich einen Moment Zeit zu nehmen, um seine Entscheidung in Ruhe zu überdenken.

Ähnlich sieht es auch beim Thema Essen aus: Wenn wir das richtige Maß nicht finden, bekommen wir Bauchschmerzen. Auch in diesem Punkt geht es nicht darum, dass wir uns selbst kasteien und auf den Nachtisch, den wir doch so lieben, verzichten. Sondern darum, ein gesundes Gefühl für uns und unseren Körper zu finden. Wobei dieses Gefühl nichts damit zu tun hat, ob wir in Kleidergröße 34, 40 oder 44 passen, sondern damit, wie und wann wir uns *richtig* fühlen.

Das Prinzip von *Brahmacharya* in unser Leben zu integrieren, heißt aber auch im wahrsten Sinne des Wortes, auf unnötige Energie zu verzichten und sich zum Beispiel zu fragen, ob wir ein Auto in der Stadt auch wirklich brauchen. Ob wir jedes Jahr wirklich mit dem Flugzeug in den Urlaub fliegen müssen oder es nicht ab und zu reicht, in den Sommerferien an die Ostsee zu fahren. Wir sollten uns ebenso fragen, wo und wann wir mit der Energie, die wir diesem Planeten entziehen, besser haushalten können. Womit uns auch dieses *Yama*, wenn wir es in unser alltägliches Leben integrieren, dabei hilft, unsere Welt zu retten.

Aparigraha – Nichtbegehren/Genügsamkeit

Mit *Aparigraha* sind wir auch schon bei unserem fünften *Yama* angelangt. Das Nichtbegehren ist ein heikles Thema, denn viele von uns knüpfen ihr Glück an das Erreichen eines bestimmten Zieles. Wenn ich erst einmal eine berühmte Schauspielerin bin, wenn ich erst einmal pensioniert bin und in meinem Haus in Frankreich lebe, wenn ich den Mann, die Frau meines Lebens gefunden habe, dann werde ich endlich glücklich sein. Diese Gedanken kennen wir alle und sie stehen unserem Glück gehörig im Weg. Denn wenn wir unser Glück von der Realisierung dieser Träume abhängig machen, laufen wir Gefahr, dass unsere Wünsche, die ein positiver Motor im Leben sein können, uns nur noch jede Menge Leid bescheren. Entweder weil wir spüren müssen, dass uns das Haus in Südfrankreich nicht glücklicher macht. Oder weil sich unser Traum trotz unseres stetigen Bemühens und Arbeitens leider nicht verwirklicht.

Das heißt nicht, dass wir keine Ziele mehr haben dürfen. Entscheidend ist jedoch, dass wir unser Glück nicht von unserem Begehren abhängig machen. Eine Einstellung, die uns unglaublich frei machen wird. So frei, wie wir es niemals für möglich gehalten hätten. Denn wenn es uns ganz gleich ist, ob wir im nächsten Jahr befördert werden, kann der Chef uns mit dem Hinweis auf die nächste Beförderungsrunde auch nicht dazu zwingen, jeden Tag zwei Stunden länger zu arbeiten. Wodurch wir uns jede Menge Arbeit und Leid ersparen und somit gleich doppelt gewonnen haben. Und just in dem Moment, in dem wir es geschafft haben, dass uns die Beförderung in dem Betrieb schnuppe ist, wird sie uns ohne Überstunden und Stress auf dem Silbertablett serviert. Wahrscheinlich, weil wir ohne den Druck im Hinterkopf im Endeffekt viel kreativer gearbeitet haben. Deshalb sollten wir es mit dem lästigen Begehren lieber gleich sein lassen.

Ich selbst kann mich noch sehr gut daran erinnern, wie ich nach dem Studium zunächst nicht wusste, wohin die Reise geht. Viele meiner Freund*innen zogen ins Ausland, absolvierten ein Praktikum oder traten ihren ersten Job an. Nur mir wollte am Anfang nichts so recht gelingen. Das hat mich damals unglaublich unglücklich gemacht. Meine Freund*innen und meine Familie sagten immer: »Wenn du erst einmal deinen ersten richtigen Job hast, wird das alles besser werden.« Und anstatt die freie Zeit zu nutzen, um Marcel Prousts *Auf der Suche nach der verlorenen Zeit* komplett zu lesen, grämte ich mich und studierte die immer gleichen Stellenanzeigen. So ging es einige Monate, in denen ich mich mehr schlecht als recht mit einigen Autorenjobs über Wasser hielt. So lange, bis ich endlich, nach zig Bewerbungen und wenigen Vorstellungsgesprächen, die Zusage für einen absoluten Traumjob beim Fernsehen bekam. Allerdings, und das war der große Haken, in München. Eine Stadt, die mir als Rheinländerin eher fremd ist und in der ich zu dieser Zeit niemanden kannte. Ich zog trotzdem hin – obwohl mir mein Bauch sagte, dass es keine gute Idee sei. Doch die Vorstellung, dass mit Antritt meiner ersten Arbeitsstelle alles wieder besser werden würde, hatte sich so sehr in meinem Kopf festgesetzt, dass ich selbst daran glaubte. Leider war dem nicht so, denn als ich in München an meinem Schreibtisch saß und endlich die neunundzwanzigjährige Filmredakteurin war, die ich so lange Zeit hatte sein wollen, war ich kreuzunglücklich. Die ganzen tollen Premiereneinladungen, die auf meinem Schreibtisch landeten und von denen ich als Studentin immer geträumt hatte, waren mir schnurzpiepegal. Das Einzige, was mich interessierte, war zu wissen, wann ich wieder in den Zug nach Köln einsteigen konnte.

»Gib der Stadt doch eine Chance« oder »Du wirst dich schon noch eingewöhnen«. Das waren die Sätze, die ich zu hören bekam, wenn ich meinen Freund*innen erzählte, wie sehr ich unter meinem Heimweh litt. Also blieb ich und machte gute Miene zum bösen Spiel. So lange, bis mein Freund einen Job in Berlin angeboten bekam. Meine Herzensstadt, in der schon sehr viele Freunde von mir wohnten. Weshalb ich, ohne groß darüber nachzudenken, antwortete: »Da gehen wir gemeinsam hin.« So machten wir es.

Entgegen aller Ratschläge lehnte ich eine Verlängerung meines Vertrages ab und zog nur zwei Monate später mit meinem Freund nach Berlin. Eine Entscheidung, die ich niemals bereut habe. Als ich angekommen war, merkte ich schnell, dass es Jahre gedauert hätte, bis ich eine äquivalente Stelle gefunden hätte. Jahre, in denen ich unsagbar unglücklich gewesen wäre und in denen vielleicht die Beziehung zu meinem Freund in die Brüche gegangen wäre. Stattdessen bin ich beruflich einen wesentlich steinigeren Weg gegangen und habe viele Jobs gemacht, die unter meinen Qualifikationen und Gehaltsvorstellungen lagen. Dafür habe ich meinen Freund geheiratet, ein Kind bekommen und mir ein wunderbares Umfeld aufgebaut, in dem ich unendlich gern lebe und das ich niemals missen möchte.

Ich lebe heute ein Leben, das mich sehr glücklich macht. Obwohl es nichts mehr mit dem Leben zu tun hat, von dem ich nach dem Studium geträumt hatte. Doch nicht nur das. Mein Begehren nach dem vermeintlichen Traumjob hat mich so blind gemacht, dass ich die freie Zeit nach dem Studium, die es nur einmal im Leben gibt, überhaupt nicht genießen konnte. Wäre das Yoga damals schon ein Teil meines Lebens gewesen, vielleicht wäre ich niemals nach München gegangen. Vielleicht hätte ich dann schon zu dieser Zeit gewusst, dass wir unser Glück nicht an ein bestimmtes Begehren knüpfen dürfen und wir es nur in uns selber finden können. Die Orientierung an den *Yamas* soll uns dabei helfen. Indem wir unser Verhalten gegenüber den anderen verändern, frei von Neid, Habenwollen und Gier sind und unseren Mitmenschen ehrlich und gewaltlos entgegentreten, fügen wir uns und den anderen weniger Leid zu. Den anderen, weil wir sie nicht mehr mit Worten und Taten verletzen, sondern ihnen mit Wertschätzung begegnen. Uns selbst, weil wir uns unser Leben nicht mehr von den bösen *Kleshas Avidya* (Unwissenheit), *Asmita* (Ego), *Raga* (Begehren), *Dvesha* (Abneigung) und *Abhinivesha* (Angst) verderben lassen. Und umso weniger Futter wir den bösen *Kleshas* geben, umso schneller wird es uns gelingen, den Schleier der Verwechslung, der sich um unseren Wesenskern gelegt hat, zu lüften und zu unserem inneren Glück durchzudringen.

Doch natürlich müssen wir nicht nur mit den anderen achtsamer umgehen, sondern auch mit uns selbst. Denn wir Menschen sind sehr gut darin, uns durch Selbstkritik herabzusetzen oder durch unangemessenes Lob in den Himmel zu loben. Oft fehlt es uns selbst gegenüber an der notwendigen Neutralität. Dieses Problem kannte natürlich auch Patañjali. Deshalb hat er uns mit den *Niyamas* Regeln hinterlassen, die uns dabei helfen, einen Umgang mit uns selbst zu etablieren, der gesund und richtig ist und den *Kleshas* und *Vrittis* nicht so viel Futter gibt.

Schritt II:
Die Niyamas – Der Umgang mit uns selbst

Liebe deinen Nächsten wie dich selbst. Das ist ein Kernsatz der Bibel. Und ganz gleich, ob wir gläubig sind oder nicht, wir alle würden diesen Satz sofort unterschreiben.

Die Frage ist nur, leben wir wirklich danach?

Die meisten Menschen, die ich kenne, sind entweder selbstverliebte Egomanen, die ihre Bedürfnisse und Wünsche über die aller anderen stellen, oder so selbstlos, dass es schon an Selbstbestrafung grenzt. Die Menschen um mich herum lieben sich selbst viel zu sehr oder viel zu wenig. Es gelingt ihnen nicht, die allseits beschworene goldene Mitte zu finden. Doch das ist die Grundvoraussetzung, um dauerhaft glücklich und gelassen durchs Leben zu gehen. Denn nur, wenn wir uns selbst gut behandeln und mit uns im Reinen sind, können wir mit dem Rest der Welt im Einklang leben und uns von den bösen *Kleshas* befreien.

Im Grunde unseres Herzens wissen wir das. Doch wie sollen wir dieses Wissen praktisch in unser Leben übertragen?

Natürlich mit Patañjali und seinen fünf Regeln des Selbstumgangs. Denn wenn wir uns mit *Vairagya* (Geduld) und *Abhyasa* (Beharrlichkeit) an den Regeln der *Niyamas* orientieren, werden wir erst gar nicht in das eine oder andere Extrem abdriften.

Shauca – Reinheit/Klarheit

Das erste *Niyama* heißt *Shauca*. Es bedeutet Reinheit und bezieht sich sowohl auf die Reinheit des Geistes als auch des Körpers.

Körperliche Reinheit heißt natürlich nicht nur, dass wir uns jeden Tag die Zähne putzen und ab zu unter die Dusche springen. Es bedeutet auch, dass wir unseren Körper und unseren Geist durch eine gesunde Ernährung und mit ganz bestimmten Übungen wie Meditation, Atemübungen oder klassischen *Asanas* fit halten.

Das muss nicht bedeuten, dass wir so wie viele Hardcore-Yogi*nis jeden Tag zum Yoga rennen oder auf all die leckeren »bösen« Dinge wie Fleisch, Alkohol und Zucker verzichten. Nein, es geht wie bei allen Dingen im Leben darum, das rechte Maß zu finden. Es ist also absolut okay, wenn wir uns weigern, uns einen Mullfaden durch die Nase zu ziehen, so wie das einige Yogi*nis zwecks innerer Reinigung gern tun. Es gibt noch genug andere, weniger extreme Möglichkeiten, um sich im Sinne von *Shauca* körperlich rein zu halten. Zum Beispiel, indem wir uns die Frage stellen, woher unser Essen stammt und wie es hergestellt wird. Weder ein umweltschädlicher Wegwerfbecher noch eine Tafel Schokolade, die unter menschenunwürdigen Bedingungen hergestellt wurden, lassen sich meiner Ansicht nach mit *Shauca* vereinbaren.

Auch mit der geistigen Reinheit ist es so eine Sache. Die wenigsten Menschen, die ich kenne, haben genug Zeit, um jeden Tag eine Stunde zu meditieren. Und auch wenn es mehr als wünschenswert wäre, dass uns unsere Arbeitgeber jeden Tag eine Stunde dafür freiwillig zur Verfügung stellten, wird das vermutlich innerhalb der nächsten einhundert Jahre nicht geschehen. Wenn wir *Shauca* wirklich in unser Leben integrieren wollen, müssen wir es auch in diesem Punkt selbst in die Hand nehmen. Dabei gilt es wie bei allen vorherigen Ideen, einen Weg zu finden, der alltagstauglich ist und sich dauerhaft als Gewohnheitssystem etablieren lässt. Die einstündige Chakrenmeditation am Morgen ist daher vermutlich nicht die optimale Wahl. Aber vielleicht können wir ja in der U-Bahn, anstatt die Zeit mit sinnlosem Surfen im Internet zu verbringen, für zwei Minuten die Augen schließen und versuchen zu meditieren? Oder im Sitzen ganz einfach bewusst ein- und ausatmen? Denn selbst eine kurze Übung am Tag kann uns dabei helfen, unseren Geist ein Stück freier zu bekommen. Es ist also wesentlich leichter, als wir denken, *Shauca* in unserem Alltag zu etablieren.

Santosha – Zufriedenheit/Bescheidenheit/Dankbarkeit

Santosha, das mit Zufriedenheit, Bescheidenheit oder Dankbarkeit übersetzt wird, nennt Patañjali als zweites *Niyama*.

Doch was heißt das eigentlich, zufrieden sein? Und viel wichtiger: Wie kann das in unserem alltäglichen Leben aussehen? Sind wir zufrieden, wenn wir so viel Geld haben, dass wir nie wieder arbeiten müssen? Wenn wir die Liebe unseres Lebens gefunden haben? Oder wenn wir endlich der Chef in unserer eigenen Firma sind?

Natürlich nicht.

Denn ganz gleich, wie reich, wie erfolgreich, wie attraktiv wir sind, solange wir unseren Wesenskern nicht gefunden haben, werden wir nicht glücklich werden. Den Schlüssel für unser Glück hat niemand anders in der Hand. Wir haben ihn schon längst. Wir müssen ihn nur endlich wiederfinden.

Wir alle wissen das. Doch trotzdem tappen wir immer wieder in die Wenn-dann-Falle hinein und reden uns ein, dass wir nur dann glücklich sind, wenn wir das Haus auf Mallorca gekauft oder unseren ersten Bestseller geschrieben haben. Auch wir Yogi*nis.

So war ich jahrelang sehr unzufrieden mit meiner Yogapraxis. Vor allem, weil ich im Gegensatz zu den meisten engagierten Yogi*nis, die ich kenne, keinen Kopfstand beherrscht habe. Immer wieder habe ich mich darüber geärgert, dass selbst meine Schüler*innen in diesem Punkt besser waren als ich. Ja, ich habe mich so lange in das Thema hineingesteigert, dass ich irgendwann der Überzeugung war, dass ich erst dann wieder zufrieden mit meiner Yogapraxis sein werde, wenn ich einen Kopfstand beherrsche. Doch ich hatte verdammt große Angst vor dieser Asana. Wahrscheinlich auch, weil ich ein echter Kopfmensch bin und es mir Angst gemacht hat, die Welt aus einer umgekehrten und ungewohnten Perspektive zu sehen. Jahrelang habe ich mich am Kopfstand abgearbeitet. Ich habe alle Lehrer*innen, die ich kannte, nach Tipps gefragt, mich bei ihnen erkundigt, an welcher Muskelgruppe ich noch arbeiten müsste, damit ich endlich auf dem Kopf stehen kann. Und ich habe von allen die gleiche Antwort bekommen: Es ist alles schon da. Geklappt hat es trotzdem nicht. Bis es mir völlig egal war und ich mich dazu entschlossen habe, dass ich die einzige Yogalehrerin in Berlin sein werde, die keinen Kopfstand beherrscht. Und was ist geschehen? Just seit diesem Tag kann ich ohne irgendein Problem auf meinem Kopf stehen.

Weshalb? Weil ich mich von der Wenn-dann-Falle befreit und mich dazu entschlossen habe, dass ich auch ohne Kopfstand eine tolle und zufriedene Yogalehrerin sein werde. Und genau in dem Moment, in dem ich von meinem Begehren losgelassen habe, ist das, was ich mir so lange gewünscht habe, eingetreten. Natürlich habe ich mich trotzdem wie verrückt gefreut. Doch bin ich deshalb dauerhaft zufriedener gewesen? Natürlich nicht. Denn der Kopfstand war für meine Unzufriedenheit ebenso wenig verantwortlich wie meine blöden Haare oder die konkurrenzorientierten Kolleg*innen. Ich habe ihn einfach nur zum Sündenbock gemacht, um einen Schuldigen für meine Unzufriedenheit zu finden. Wir alle neigen dazu, andere Menschen oder die äußeren Umstände für unser Unglück verantwortlich zu machen. Auch weil es so schön einfach ist und wir dadurch nicht an unserem Selbst arbeiten müssen – was ja immer etwas unangenehm ist. Also greifen wir lieber auf die altbekannten Wenn-dann-Sätze zurück.

Wenn ich endlich den Mann meines Lebens und meinen Traumjob gefunden, oder ein Kind bekommen habe, dann werde ich endlich glücklich sein. Wie oft haben wir selbst schon solche Wenn-dann-Sätze in unserem Kopf formuliert? Und wie oft haben sie funktioniert? Nie, stimmt's? Und weshalb? Weil nichts und niemand anders als wir selbst für unser Glück verantwortlich ist.

Wir sind diejenigen, die für unseren Grad der Zufriedenheit verantwortlich sind und uns entscheiden, ob wir etwas als Verlust oder Gewinn ansehen. Ob wir etwas schwarz oder weiß sehen oder uns dazu entscheiden, dem Graubereich mehr Beachtung zu schenken. Sich in *Santosha* zu üben, bedeutet, sich dieser Erkenntnis zu stellen und sein Glück nicht mehr von äußeren Faktoren abhängig zu machen, sondern sich an dem zu erfreuen, was bereits da ist. Die Blume im Garten, die so schön blüht. Das Lächeln unseres Mannes, wenn er uns sieht. Dinge, die wir vor lauter Unzufriedenheit nicht mehr sehen oder wertschätzen. *Santosha* fordert uns auf, uns wieder den Dingen zuzuwenden, die wir haben, anstatt uns in Ideen zu verlieren und mit schädlichen Wenn-dann-Sätzen unser *Klesha Raga* nur noch größer werden lassen.

Tapas – Disziplin/Ausdauer

Mit *Tapas*, der Disziplin oder dem Durchhaltevermögen, sind wir schon beim dritten *Niyama* angelangt. Einem *Niyama*, das uns allen, die wir in der heutigen Leistungsgesellschaft leben, in der Disziplin zu den obersten Geboten gehört, nichts Fremdes ist. Für mich persönlich haftet diesem Begriff deshalb auch noch immer etwas Negatives an. Ich verbinde Disziplin automatisch mit einer ungesunden Form von Durchhaltebereitschaft, die über unsere natürlichen Kapazitäten hinausgeht. Obwohl wir alle wissen, dass ein Zwölfstundentag weder produktiv noch gesund ist, gilt es immer noch als Zeichen von besonders guter Arbeitsmoral, wenn wir länger als im Vertrag festgelegt arbeiten. Gerade Menschen, die eine Familie haben, wissen, dass man in vielen Firmen schon komisch angesehen wird, wenn man es wagt, pünktlich um sechs nach Hause zu gehen, um mit seiner Familie gemeinsam zu Abend essen zu können. Dabei ist es ganz gleich, ob man schon seit acht Uhr morgens da ist, ob man sein Soll schon lange erfüllt hat und die letzten beiden Stunden sowieso nur noch im Internet nach guten Urlaubsideen suchen würde. Ja, selbst ein Burn-out, der für die Betroffenen kein Zuckerschlecken ist, wird immer noch als eine Art Auszeichnung angesehen. Denn nur, wer besonders fleißig und hart gearbeitet hat, kann erst ein Burn-out bekommen.

Wie wenig sich diese falsch verstandene Form von Loyalität mit seinem Arbeitgeber auszahlt, durfte ein Freund von mir erst kürzlich erfahren, als er nach fünf Jahren seinen Job bei einem Verlag kündigte. Fünf Jahre, in denen er exakt drei Tage krank gewesen ist und in denen er, wenn es um das Thema Überstunden ging, nicht auf die Uhr schaute. Immerhin war man doch eine »Familie«. Zumindest dann, wenn es darum ging, dass er abends bis elf Uhr blieb, damit das neuste Buch auch noch rechtzeitig in den Druck ging. Als er es während einer dieser Sonderschichten, die natürlich nicht zusätzlich vergütet wurden, wagte anzumerken, dass man sich durch eine bessere Organisation doch einige Überstunden sparen könnte, hieß es nur lapidar: »Wir arbeiten doch sowieso nicht, sondern machen nur das, was uns Spaß macht.« Ein Argument, auf das gerade in kreativen Berufen immer wieder gern zurückgegriffen wird und das auch ich immer wieder zur hören bekomme, wenn ich es wage, bei einem Redakteur das niedrige Honorar anzumerken.

Nach fünf Jahren, in denen mein Bekannter selten vor neun Uhr abends zu Hause war, reichte es ihm. Er ging zu seinem Chef und versuchte mit ihm über seine überzogenen Ansprüche zu sprechen. Vergeblich. Also erbat mein Freund drei Wochen später einen neuen Termin bei seinem Chef und kündigte. Ohne Diskussion. Denn die hatte er schon vorher mit seiner Frau und seinen Freund*innen geführt. Das einhellige Ergebnis war: Du musst kündigen. Und zwar sofort. Ganz gleich, womit er dich halten will. Doch so weit ist es nie gekommen. Denn sein Chef dachte gar nicht daran, ihn durch ein lukratives Angebot zum Bleiben zu bewegen. Stattdessen sagte er: »Vielleicht finde ich ja jemanden, der den Job für die Hälfte deines Gehalts macht.« Mehr nicht. Nach fünf Jahren, die mein Freund sich für den Verlag, seine »Familie«, krummgemacht hatte.

Mittlerweile arbeitet er als freier Lektor. Seine Entscheidung hat er nicht bereut, auch wenn das Geld manchmal knapp ist. Er weiß, dass er, wenn er noch länger bei dem Verlag geblieben wäre, nicht nur seine Gesundheit, sondern auch seine Beziehung aufs Spiel gesetzt hätte. Durchhaltevermögen ist, wie wir sehen, nicht immer etwas Gutes. Aber natürlich hat sich Patañjali mit *Tapas* auch nicht auf diese Art von ungesundem Durchhaltevermögen bezogen.

Im Sanskrit bedeutet das Wort *Tapas* Glut, Hitze, und wenn man sich an dieser wörtlichen Übersetzung orientiert, könnte man den Eindruck gewinnen, dass *Tapas* mit der oben beschriebenen negativen Form von Durchhaltevermögen gleichzusetzen ist. Aber natürlich wäre das nicht im yogischen Sinn. Wie wir bereits erfahren haben, geht es bei Patañjali immer darum, bei unserem Handeln und Denken die goldene Mitte zu finden. So auch bei *Tapas*. *Tapas* in unser Leben zu integrieren, bedeutet nicht, stur und ohne Rücksicht auf Verluste unser Ziel zu verfolgen. Nein, es heißt vielmehr, dass wir uns nicht selbst Steine in den Weg legen sollen. In vielen Fällen sind wir selbst diejenigen, die uns daran hindern, unsere Träume zu verwirklichen. Entweder weil wir Angst vor der Veränderung und unserer eigenen Courage haben, weil wir nicht an uns glauben oder weil wir – und nun kommt doch das böse Wort – nicht die nötige Disziplin haben, um dranzubleiben, sondern lieber bei dem ersten Hindernis alles hinschmeißen. Wir erinnern uns daran, worauf Patañjali uns im *Yogasutra* hinweist: Nur wenn wir den achtgliedrigen Yogaweg mit *Vairagya* und *Abhyasa*, also stetig und beharrlich, verfolgen, kann es uns gelingen, dauerhaft zufrieden zu sein. Und genau auf diese Stetigkeit und Beharrlichkeit bezieht sich *Tapas*. *Tapas* leben bedeutet, dass wir uns nicht gleich vom ersten Hindernis von unserem Weg abbringen lassen, sondern, auch wenn wir auf einen Umweg geraten, mit der nötigen Ausdauer weitergehen und uns von den Unwägbarkeiten nicht aus der Ruhe bringen lassen. Eine Weishcit, die immer so leicht dahin geschrieben ist und die wir in guten Momenten alle sofort unterschreiben würden. Doch wenn wir das dritte Mal hintereinander durch eine Prüfung gefallen sind, sieht das alles schon wieder ganz anders aus. Dann wollen wir nur noch hinschmeißen. Ganz gleich, wie sinnvoll das ist. Und genau an diesem Punkt, wenn es uns am schwersten fällt, sollten wir uns in *Tapas* üben. Denn ist es wirklich eine gute Idee, unser Studium hinzuschmeißen, nur weil wir durch eine Prüfung gerasselt sind? Nein, das ist es natürlich nicht. Wir werden immer wieder an den Punkt gelangen, an dem wir uns fragen, was wohl geschehen wäre, wenn wir unser Studium nicht voreilig hingeschmissen hätten. Wer weiß, ob wir die Prüfung beim nächsten Mal nicht mit Glanz und Gloria geschafft hätten?

Ich hatte das große Glück, dass bei mir im Leben nur sehr wenig glatt gelaufen ist und ich sehr viele Prüfungen mehrmals ablegen musste. Das erlebte ich damals natürlich als ein sehr großes Unglück. Erst als ich erwachsen war, habe ich erkannt, wie gut mir und meinem Lebensweg diese frühzeitige Erfahrung mit dem Scheitern getan hat. Zum einen, weil ich dadurch gelernt habe, dass eine vermasselte Prüfung kein Weltuntergang ist. Zum anderen, weil ich dadurch einen unglaublichen Biss entwickelt habe. Doch das konnte ich nur, und nun kommen wieder Patañjali und sein Konzept von *Vairagya* (Stetigkeit) und *Abhyasa* (Beharrlichkeit) ins Spiel, weil ich nicht aufgegeben habe, sondern im Sinne von *Tapas* (Ausdauer) dabeigeblieben bin. Auch wenn mir das nicht immer leichtgefallen ist. So wie zum Beispiel bei meiner Führerscheinprüfung, durch die ich gleich viermal hintereinander gerasselt bin. Und zwar nicht durch die schriftliche. Da bei uns im Ort alle bei dem gleichen Fahrlehrer Unterricht nahmen, wussten das natürlich auch alle meine Mitschüler*innen. Die wiederum hatten, wie das bei Teenagern ebenso üblich ist, nichts Besseres zu tun, als mich mit meiner Schwäche immer wieder aufzuziehen. Und nein, man muss, nachdem man das dritte Mal durch die Prüfung gefallen ist, keinen Idiotentest machen. Das ist immer die erste Frage, die mir gestellt wird, wenn ich davon erzähle. Man muss, zumindest war das damals der Fall, nur eine dreimonatige Prüfungspause einlegen. Eine Regel, die absolut sinnvoll ist, da man dadurch dazu gezwungen wird, etwas Abstand zu der ganzen Sache zu bekommen.

Ich werde niemals vergessen, wie frustriert ich damals gewesen bin. Jeder, den ich kannte, hatte seinen Führerschein beim ersten Mal bestanden. Und wenn meine Eltern nicht darauf bestanden hätten, dass ich weitermache, hätte ich das mit dem Autofahren sicher schon nach dem zweiten Mal sein lassen. So bin ich aber drangeblieben. Eine Erfahrung, für die ich meinen Eltern bis heute dankbar bin. Immerhin waren sie gleich in doppelter Hinsicht die Leidtragenden. Denn sie mussten nicht nur meine schlechte Laune ertragen, sondern auch mehrmals die Gebühren für meine Prüfung zahlen. Trotzdem haben sie mich darin bestärkt weiterzumachen.

Weshalb haben sie das getan? Weil sie wussten, dass ich durch diesen Prozess lerne, dass ein Hindernis noch lange kein Grund zum Aufgeben ist und dass uns im Leben immer wieder Stolpersteine vor die Füße fallen werden. Die Frage ist allerdings, wie wir mit diesen Stolpersteinen umgehen. Ob wir uns auf unseren Verletzungen ausruhen und ein Leben lang unsere Wunden lecken. Oder ob wir ein Pflaster draufkleben und guten Mutes unseren Weg weitergehen, so wie es Patañjali im *Yogasutra* vorschlägt. Doch das kann uns nur gelingen, wenn wir, wie bei allen Dingen, auch in Bezug auf unseren Ehrgeiz und unser Durchhaltevermögen das rechte Maß finden und uns weder wie der überehrgeizige Ikarus am Feuer verbrennen noch von jedem kleinsten Hindernis aus der Bahn werfen lassen. Wir sollten unbeirrt und ruhig, ohne großes Drama, unseren Weg Schritt für Schritt weitergehen. Denn nur so können wir gesund und in unserem Tempo auch unsere Ziele erreichen. Eine Lebensweisheit, die ich schon früh gelernt habe, die ich mir aber trotzdem immer wieder aufs Neue hinter die Ohren schreibe.

Svadhyaya – Selbststudium/Lernen für die yogische Entwicklung

Wir alle denken viel zu gern und viel zu viel über uns selbst nach. Vor allem darüber, was wir gerade zu wem gesagt haben, was derjenige oder diejenige über uns denkt oder wie wir in unserem neuen Partyoutfit auf die anderen gewirkt haben. Dabei sollte uns die Meinung anderer völlig gleichgültig sein. Doch das ist sie nicht. Wir alle wollen gemocht werden. Deshalb fällt es vielen von uns schwer, gut mit Kritik umzugehen. Auch ich selbst befinde mich in diesem Punkt immer noch im Lernprozess.

Kritik per se ist gut und wichtig. Denn nur, wenn wir uns mit unserem Handeln auseinandersetzen und unser Tun kritisch hinterfragen, können wir uns gesund und stetig weiterentwickeln. Die Kritik an unserem Handeln ist folglich auch immer eine Chance, uns eines ungesunden Verhaltens bewusst zu werden, um zukünftig etwas besser zu machen. So die Theorie. Doch wenn der Chef uns zum zweiten Mal innerhalb einer Woche den Text komplett rot markiert zurückgibt oder die Freundin uns schon wieder als empfindliches Seelchen tituliert, dann fällt es uns verdammt schwer, ihre Kritik als Chance zu sehen. Auch in diesem Punkt spreche ich aus eigener Erfahrung.

Ich werde von anderen viel und gern kritisiert. Wahrscheinlich auch, weil ich ein Mensch bin, der kein Blatt vor den Mund nimmt und auf die anderen wie jemand wirkt, den so schnell nichts aus der Bahn wirft. Eine Annahme, die nur bedingt zutrifft. Es stimmt, dass ich mich von Bedenkenträger*innen, ganz gleich, wie laut sie krakeelen, niemals von meinen Vorhaben abbringen lasse. Oder wie sagte eine ehemalige Kollegin so schön: »Nein ist eine Antwort, die Bettina nicht hört.« Und damit hatte sie vollkommen recht. Wenn ich mir etwas in den Kopf gesetzt habe, kann mich nichts und niemand davon abhalten. Doch obwohl ich sehr willensstark bin, fällt es auch mir verdammt schwer, Kritik nicht als Angriff auf meine Person anzusehen. Gerade wenn sie von Menschen kommt, die ich nicht besonders gut kenne und bei denen ich mir nicht sicher bin, was sie im Großen und Ganzen von mir und meiner Arbeit halten. Deshalb gehe ich, wenn jemand mich und meine Arbeit kritisiert, oft in den Verteidigungsmodus über und kämpfe wie eine Löwenmutter für mich und meine Ideen. Eine Reaktion, die bei vielen den Eindruck erweckt, dass ich eine ganz besonders taffe Frau bin, die sich von nichts und niemandem in ihrem Selbstbewusstsein erschüttern lässt. Doch so ganz stimmt das nicht.

Wenn ich nach einem Tag, an dem ich harte Kritik bekommen habe, abends im Bett liege, beginnt sich das Gedankenkarussell in meinem Kopf zu drehen und ich gehe die Konversation noch einmal von vorne bis hinten durch. Ich frage mich, warum die- oder derjenige dieses oder jenes angemerkt hat, was das über mich sagt und ob mein Text wirklich doch so schlecht geschrieben ist, wie die Person behauptet hat. Die Kritik, die an mir geübt wurde, prallt also keineswegs an mir ab. Sie holt mich genau dann ein, wenn ich nicht mehr abgelenkt bin. Doch dann bestimmt sie meine Gedanken voll und ganz und hält mich im schlimmsten Fall die komplette Nacht über wach. Yogini hin oder her. Würde ich stattdessen, so wie Patañjali es vorschwebt, mich in Ruhe und in einem angemessenen Rahmen mit der Kritik des anderen beschäftigen, sie entweder klar annehmen oder ablehnen, würde ich nachts nicht nur besser schlafen können, sondern zudem noch von der Kritik profitieren. Mit diesem Verhalten könnte ich eine Situation, die ich bisher immer als persönlichen Angriff verstanden habe, in etwas Positives verwandeln, das mir beim Erreichen meiner Ziele hilft. Zumindest, wenn die Kritik berechtigt wäre. Wäre sie es nicht, dann würde ich sie durch eine konstruktive Auseinandersetzung zumindest besser abhaken können, anstatt im Nachhinein stundenlang darüber nachzugrübeln und mich mit meinen Selbstzweifeln um den Schlaf zu bringen. Doch obwohl ich dank des Yoga in diesem Punkt schon wesentlich weiter als vor einigen Jahren bin, fällt es mir noch immer schwer, mich im Sinne von Patañjali in Selbstreflexion zu üben. *Svadhyaya* gehört zu einem der Punkte auf dem achtgliedrigen Yogaweg, an dem ich folglich noch ordentlich arbeiten muss.

Einer Freundin von mir ergeht es in diesem Punkt interessanterweise ganz anders als mir: Sie lässt sich von Kritik sofort einschüchtern. Insbesondere, wenn sie in der Öffentlichkeit kritisiert wird. Noch vor ein paar Monaten schossen ihr direkt die Tränen in die Augen. Das ist natürlich unangenehm. Ich glaube, kein Mensch möchte bei der kleinsten Kritik von seinem Chef sofort anfangen zu weinen. Und auch wenn sie mittlerweile gelernt hat, ihre Emotionen etwas besser unter Kontrolle zu halten, fällt es ihr immer noch schwer, mit Kritik umzugehen. Deshalb versucht sie, es allen und jedem recht zu machen. Ein Verhalten, das dauerhaft keine Lösung ist. Denn sie tut damit weder sich noch den anderen einen Gefallen. Sie selbst droht durch dieses Verhalten an ihren eigenen Bedürfnissen vorbei zu leben. Indes ihre Freund*innen stets fürchten müssen, dass sie ihr eine Entscheidung aufdrücken. Denn es ist wirklich schlimm, Jahre später zu erfahren, dass die Freundin, mit der man eine Rucksacktour nach Bali gemacht hat, im Grunde viel lieber den All-inclusive-Urlaub gebucht hätte und nur uns zuliebe darauf verzichtet hat. Dadurch bekommt ein Erlebnis, das wir eigentlich als Bereicherung erfahren haben, einen schalen Beigeschmack. Wenn wir unsere Bedürfnisse zurückstellen, sollte es immer aus freien Stücken sein – und nicht, weil wir einen potenziellen Konflikt vermeiden möchten. Deshalb ist es für Menschen wie meine Freundin umso wichtiger, sich ehrlich mit sich und ihrem Verhalten auseinanderzusetzen.

Doch *Svadhyaya* bedeutet noch viel mehr. Es heißt auch, sich mit den alten Schriften wie den *Veden*, der *Bhagvada Gita* oder dem *Yogasutra* auseinanderzusetzen und sie zu studieren. Ein Ansinnen, das zu Zeiten von Patañjali, in denen nur sehr wenige Menschen schreiben und lesen konnten, ein hehres Ziel war. Patañjali fordert damit die Menschen dazu auf, sich zu bilden und nicht auf das zu verlassen, was andere ihnen sagen und vorsetzen. Heute würde man das wohl als Empowerment bezeichnen. Doch es ist auch heute noch lohnenswert, sich mit den alten Schriften auseinanderzusetzen. Auch wenn mit der Zeit einige weitere bedeutende und inspirierende Bücher hinzugekommen sind.

Doch viele von uns haben neben Job, Familie und der wenigen Freizeit, die uns bleibt, weder Zeit noch Lust, sich stundenlang in Bücher zu vertiefen. Das müssen wir auch gar nicht, wenn wir uns in *Svadhyaya* üben wollen. Frei übertragen bedeutet *Svadhyaya*, dass wir uns nicht immer um uns selbst drehen sollten, sondern dass es für unsere weitere Entwicklung wichtig ist, hin und wieder nach links und rechts zu blicken und über den eigenen Tellerrand zu schauen. Anstatt immer nur zu Hause in unserem eigenen Saft zu schmoren, sollten wir hinaus in die Welt gehen und uns mit Menschen, Dingen und Fragen auseinandersetzen, die uns in unserem alltäglichen Leben normalerweise nicht über den Weg laufen.

Ich bemerke immer wieder, wie sehr ich in meinem sozialen Umfeld gefangen bin und dass ich mich viel zu wenig mit den Problemen und den Lebenssituation der anderen auseinandersetze. Oder wie mein Mann immer wieder zu mir sagt: »Du musst ab und zu mal aus dem Rucolabezirk raus.«

Gerade ältere Menschen tun sich schwer damit, sich auf den Lebensstil und die Anschauungen von jüngeren Menschen einzulassen. Ich kann mich noch sehr gut daran erinnern, wie sehr mich als Jugendliche die Arroganz, mit der Erwachsene meine Meinung, Sorgen und Einstellungen heruntergespielt haben, wütend gemacht hat. Deshalb achte ich jetzt, da meine Tochter langsam, aber sicher selbst ein Teenager wird, ganz besonders darauf, ihre Anliegen ernst zu nehmen. Auch das gehört für mich zu meiner Pflicht, wenn ich mich ernsthaft in *Svadhyaya* üben will. Aus meiner Sicht und der meines Mannes mögen ihre Sorgen klein und unbedeutend erscheinen, für unsere Tochter sind sie in diesem Moment jedoch ebenso existenziell wie für uns die Fragen, ob wir unsere Festanstellung gegen eine unsichere Selbstständigkeit eintauschen wollen.

Wer *Svadhyaya* ernsthaft in sein Leben integrieren will, der sollte so reflektiert sein, dass er weiß, dass es einen Unterschied zwischen der eigenen Wahrnehmung und der seines Gegenübers gibt. Und dass wir weder dem Gegenüber noch uns einen Gefallen tun, wenn wir seine Sorgen als naiv oder unwichtig abtun. Damit würden wir nicht nur uns, sondern auch dem Gegenüber jede Menge unnötiges Leid zufügen. Gerade heute, in einer Zeit, in der aufgrund des Klimawandels, der Globalisierung und Digitalisierung unsere Zukunft mehr als ungewiss ist, ist es nötiger denn je, dass wir einander zuhören und ernst nehmen. Doch das kann nur geschehen, wenn wir so reflektiert sind, dass wir bereit sind, die Meinung unseres Gegenübers, ganz gleich, ob diese Person vierzehn, dreißig oder siebzig Jahre alt ist, zu hören und ernst zu nehmen. Die Lehren des Patañjali und die Verhaltensregeln, die er uns mit dem achtgliedrigen Yogaweg an die Hand gibt, sind, wie wir sehen, also aktueller und notwendiger denn je.

Ishvara pranidhana – Hingabe an etwas Höheres

Wenn etwas schiefgeht, dann geht es meistens so richtig schief. Dann ist nicht nur unser Zug zu spät, sondern auch noch unser Sitzplatz doppelt reserviert und trotz 40 Grad im Schatten die Klimaanlage defekt. In solchen Situationen werden wir entweder komplett wahnsinnig und sehen diese Zufälle als Beweis dafür, dass wir die geborenen Pechvögel sind. Oder wir setzen uns in den Gang, lassen den Schweiß fließen und vertrauen darauf, dass sich alles schon wieder zum Guten fügen wird. Damit sind wir auch schon bei unserem letzten Niyama, *Ishvara pranidhana*, angelangt.

Ishvara pranidhana bedeutet streng übersetzt die Hingabe (*Pranidhana*) an Gott (*Ishvara*). Weshalb viele fälschlicherweise davon ausgehen, dass man, wenn man ein*e echte*r Yogi*ni ist, per se religiös ist. Doch das ist Unsinn. Yoga, so wie es Patañjali versteht, stellt es jedem frei, an wen oder ob man überhaupt glaubt. Patañjali wünscht sich lediglich, dass wir uns für unseren Yogaweg ein gewisses Urvertrauen aneignen. Wir sollen uns nicht von jedem kleinen Stolperstein oder Missgeschick aus der Bahn werfen lassen, sondern im Sinne von *Ishvara pranidhana* darauf vertrauen, dass sich im Leben alles schlussendlich zum Guten fügt. Selbst oder gerade an den Tagen, an denen unser Morgen damit losgeht, dass wir die Kaffeetasse auf dem Tisch umschmeißen und damit nicht nur unsere neue Tischdecke, sondern auch gleich unsere Laune ruinieren. Sehr oft sind es die kleinen oder größeren Schlamassel, die uns letztendlich eine Sicht oder Möglichkeit eröffnen, die wir, wenn alles schön glattgelaufen wäre, niemals gesehen hätten.

So zumindest ist es mir mal auf einer Reise nach Edinburgh ergangen. Eine wirklich zauberhafte Stadt, in der nicht nur die schottischen Kronjuwelen zu Hause sind, sondern J. K. Rowling auch die Idee zu ihren weltberühmten *Harry-Potter*-Büchern hatte. Ich wusste das natürlich nicht. Dafür aber meine Tochter, denn sie ist ein eingefleischter *Harry-Potter*-Fan und hat die komplette Reihe um den jungen Zauberer mit der markanten Narbe im Gesicht schon mehr als fünf Mal gelesen. Weshalb sie auch unbedingt mitkommen wollte, als ich eine Einladung zu einem Workshop in Edinburgh bekam. Nach einigem Hin- und Her und mehreren Tränenausbrüchen hatte sie mich so weit und ich gab nach. Ihr Glück war, dass ich damals noch nicht gewusst habe, dass Edinburgh quasi ein einziger *Harry-Potter*-Laden ist.

Unser Rückflug ging früh am Morgen. Vorausschauend wie ich bin, packte ich am Abend alles zusammen, damit wir uns, wenn der Wecker früh klingelte, nur noch anziehen, unsere Sachen greifen und aus dem Zimmer tapern müssten. Das zumindest war der Plan. Und bis wir an der Sicherheitskontrolle waren, schien es auch, als wäre er aufgegangen. Doch dann stellte ich voller Schrecken fest, dass ich mein Handy im Hotelzimmer vergessen hatte. Das ist für jede Person, die einigermaßen medienaffin ist, per se schon eine Katastrophe. Ich hatte allerdings auch unsere Bordkarten auf mein Handy geladen. Zum Glück hatte mein Mann, der weiß, wie vergesslich ich bin, mir die Bordkarten vor der Abreise noch einmal ausgedruckt in die Hand gedrückt. »Man weiß nie, wofür es gut ist.« Ich wusste es jetzt. Eilig kramte ich in meiner Tasche, holte souverän unsere Bordkarten hervor, legte sie auf den Scanner und freute mich. Doch dann fing es an, rot zu blinken. Ich versuchte es wieder, wieder und wieder. Einmal, zweimal, dreimal. Nichts geschah. Die Schlange hinter uns wurde immer länger und länger. Doch sooft ich auch meine Bordkarte drehte und wendete, es half nichts: Der Scanner konnte sie nicht erkennen. Schlussendlich mussten wir zurück an den Schalter der Fluggesellschaft und uns dort, so schnell es ging, neue Karten ausstellen lassen. Langsam wurde die Zeit bis zum Boarding knapp. Doch irgendwie schafften wir es doch noch auf den letzten Drücker.

Erleichtert ließ ich mich in den Sitz fallen, schloss die Augen und schlief innerhalb von wenigen Sekunden ein, während meine Tochter die Chance ergriff und mit meinem Geld alle Süßigkeiten kaufte, die das Bordrestaurant zur Verfügung stellte. In Berlin angekommen, beschloss ich, dass es nur recht wäre, wenn wir uns als Entschädigung für die ganze Aufregung ein Taxi nach Hause gönnten. Doch als wir zwanzig Minuten später zu Hause waren, stellte ich erschrocken fest, dass in meinem Portemonnaie gähnende Leere herrschte. Mit Karte zahlen konnte ich bei diesem

Taxi nicht. Doch zum Glück war ja mein Mann zu Hause. Das dachte ich zumindest, bis ich Sturm klingelnd vor der Tür stand und nichts geschah. Also ließ ich meine Tochter, das Gepäck und das tickende Taxameter zurück und rannte zum nächsten Geldautomaten. Natürlich gab ich in der Eile des Gefechts meine Geheimzahl falsch ein. Woraufhin die Karte nach dem dritten Mal im Automaten verschwand. Dieser wiederum forderte mich dazu auf, mich an meine zuständige Bank zu wenden. Doch leider war mein Handy ja in Schottland geblieben. Ich konnte also weder meine Bank noch meinen Mann anrufen, um ihn zu bitten, mich und meine Tochter auszulösen.

Fieberhaft dachte ich darüber nach, wie ich nun zu Geld kommen könnte. Weglaufen konnte ich ja nicht. Immerhin wartete mein Kind samt Gepäck immer noch im Taxi vor der Tür.

Wie es der Zufall so wollte, lief mir genau in diesem Moment eine befreundete Yogalehrerin über den Weg, die ich seit zwei Jahren weder gesehen noch gesprochen hatte. Das hinderte mich nicht daran, sie noch vor einer ordentlichen Begrüßung um Geld für das Taxi zu bitten. Sie muss gesehen haben, wie verzweifelt ich war. Ohne zu zögern drückte sie mir einen Fünfzigeuroschein in die Hand, und ohne ein Wort des Abschieds rannte ich zurück zu meiner Tochter und dem wartenden Taxi.

Erst als wir endlich heil in unserer Wohnung angekommen waren, fiel mir auf, wie unglaublich unhöflich ich gewesen war. Anstatt mich überschwänglich zu bedanken und ihr zu versichern, dass sie das Geld so bald wie möglich wiederbekommen würde, war ich ohne ein Wort der Erklärung weggerannt. Peinlich berührt rief ich bei meiner Bekannten an. Doch die lachte nur amüsiert: »Du sahst so verzweifelt aus, ich hätte dir alles gegeben.« Woraufhin wir noch eine gute Stunde telefonierten. Wie es der Zufall so will, erzählte sie mir in diesem Gespräch von einer Freundin, die gerade ein Zimmer ihrer Praxis untervermietete. Und wer war gerade wie verzweifelt auf der Suche nach Räumlichkeiten? Meine Kollegen von Citizen2be und ich. Nur zwei Wochen später hielt ich nicht nur mein Handy, sondern auch die Schlüssel für den Raum in meiner Hand.

Das alles wäre niemals geschehen, wenn mein Handy nicht noch etwas länger Urlaub in Edinburgh gemacht hätte. Und auch wenn ich damals auf dem Flughafen gut auf die ganze Aufregung hätte verzichten können, bin ich im Nachhinein sehr froh darüber. Es hat sich schlussendlich alles zum Guten gewendet. Wie so oft im Leben. Doch das kann nur geschehen, wenn wir lernen, weniger zu erwarten und mehr in der Gegenwart zu leben.

Es ist mit Dingen, die uns im Leben geschehen, ein bisschen so wie mit dem Regen: Wenn er uns auf offener Straße überrascht, werden wir nass, wenn wir keinen Schirm oder eine entsprechende Jacke dabeihaben. Daran können wir in diesem Moment herzlich wenig ändern. Aber wir können uns entscheiden, wie wir mit dem Regen umgehen. Ob wir angespannt die Schultern hochziehen und uns darüber ärgern, dass wir keinen Schirm eingepackt haben. Oder ob wir den Regen, den wir so oder so nicht aufhalten können, gelassen hinnehmen und uns für die Natur freuen. Dem Regen ist es völlig gleich, ob wir uns ärgern oder nicht. Die einzigen Menschen, denen wir mit unserer schlechten Laune schaden, sind wir selbst.

Im Fall des unerwarteten Regenschauers mag es uns noch leichtfallen, entspannt zu bleiben. Doch es gibt auch Situationen, in denen sich uns der Sinn dahinter nicht erschließt und in denen man auch von niemandem hören möchte, dass hinter allem ein Sinn steckt. Zum Beispiel wenn ein geliebter Mensch stirbt.

Doch so hart es klingt: Auch in diesen Situationen können wir nur wieder dauerhaft Frieden finden, wenn es uns gelingt, den anderen Menschen gehen zu lassen. So nah er uns auch gestanden hat und so bedeutend er auch für unser Leben war. Das muss nicht sofort, nach einigen Monaten oder Jahren geschehen. Aber irgendwann sollten wir zu unserem eigenen Wohl den geliebten Menschen loslassen.

Bei der Beerdigung meines Vaters wurde ein Text an seinem Grab vorgelesen, der mir sehr naheging. In diesem Text vergleicht Bischof Brent den Tod mit einem Schiff, das von uns wegsegelt und nach und nach am Horizont verschwindet. Ja, ich glaube, dieses Bild ist für mich die beste Metapher für das Sterben: »Jemand an meiner Seite sagt: Es ist verschwunden. Verschwunden wohin? Verschwunden aus meinem Blickfeld – das ist alles. Das Schiff ist nach wie vor so groß, wie es war, als ich es gesehen habe. Dass es immer kleiner wird und es dann völlig aus meinen Augen verschwindet, ist in mir, es hat mit dem Schiff nichts zu tun. Und gerade in dem Moment, wenn jemand neben mir sagt, es ist verschwunden, gibt es andere, die es kommen sehen, und andere Stimmen, die freudig aufschreien: Da kommt es! Das ist Sterben.«

Ob nach dem Tod alles vorbei ist oder wir in ein anderes Leben übergehen, werden wir erst in dem Moment des Sterbens erfahren und folglich auch niemandem mehr mitteilen können. Ich glaube, dieses Alleinsein jagt mir persönlich die größte Angst vor dem Sterben ein. Dass es niemanden geben wird, der mich an die Hand nimmt und mit mir dieses letzte Stück meines Weges geht. Doch wer weiß, vielleicht geht unser Leben nach dem Tod auch erst richtig los und ich fürchte mich völlig zu Unrecht vor dem großen Unbekannten, das da kommen wird?

Und ganz gleich, wie sehr wir auch versuchen, uns dem Altern durch Cremes, Schönheitsoperationen und Hyaluronspritzen zu entziehen, schlussendlich werden wir alle sterben. Das wird niemand ändern können. Aber wir können uns entscheiden, wie wir sterben. Ob wir uns krampfhaft an das Leben klammern oder ob wir uns im entscheidenden Moment, wenn es an das Abschiednehmen geht, in Ishvara pranidhana üben und versuchen, loszulassen und uns dem Höheren hinzugeben. Wir können uns entscheiden, ob wir das Sterben in dem Moment, in dem es kommt, annehmen oder ob wir uns mit aller Kraft dagegen wehren und es uns, zumindest dann, wenn es keine Aussicht mehr gibt, nur noch schwerer machen, als es schon ist.

Im Yoga bereiten wir uns am Ende jeder Stunde mit Savasana, der Totenstellung, auf den Moment des Sterbens vor. Wir liegen auf dem Rücken, lassen die Handflächen nach oben schauen und versuchen alles, jede Anspannung, jeden Gedanken, alles, was uns von der Gegenwart ablenkt, komplett loszulassen. Eine Übung, die sich im ersten Moment ganz leicht anhört. Was gibt es Schöneres, als sich nach neunzig Minuten Bewegung für einen kurzen Moment ganz entspannt auf die Matte zu legen und für eine Weile einfach nichts zu tun? Doch so simpel ist es nicht. Denn wir haben uns beim Yoga nicht einfach nur neunzig Minuten lang bewegt. Wir haben durch bestimmte Übungen physische und psychische Blockaden in unserem Kopf und Körper gelöst und damit Platz gemacht für Emotionen, denen wir in unserem Alltag keine Beachtung schenken und von denen wir uns nur allzu gern mit der neusten Netflix-Serie, dem Handy oder einer Zeitung ablenken. In *Savasana* haben wir keine Möglichkeit, vor diesen Emotionen wegzurennen. Auf unserer Matte sind wir mit unseren Gefühlen ganz allein und müssen uns ihnen stellen. Was mitunter auch sehr unangenehm und schmerzhaft sein kann und nicht selten dazu führt, dass einem in *Savasana* die Tränen kommen.

Vielen Schüler*innen fällt diese Übung deshalb ganz besonders schwer, und ich erlebe es immer wieder, dass Schüler*innen, die seit Jahren zum Yoga gehen, kurz vor der Schlussentspannung die Klasse verlassen. Einfach weil sie nicht bereit dazu sind, sich ihren Gefühlen und Gedanken zu stellen. Oder weil sie das Yoga als eine weitere hippe Sportart betrachten. Doch das ist es nicht. Im Yoga geht es vor allem darum, dass wir lernen, uns von unseren Ängsten, unseren falschen Erwartungen und überzogenen Ansprüchen an uns selbst zu verabschieden. Doch das kann nur gelingen, wenn wir bereit sind, ihnen bewusst ins Auge zu sehen und darauf zu vertrauen, dass alles nicht ohne Grund geschieht, sondern im Sinne von *Ishvara pranidhana*.

Schritt III:
Asana – Der Umgang mit dem Körper

Der Begriff Asana leitet sich von dem Sanskrit-Wort āsana, Sitz, ab. Die unterschiedlichen Yoga-Übungen, für die wir heute das Wort Asana verwenden, haben nichts mehr mit dem gemein, was dieser Begriff ursprünglich bedeutet hat. Patañjali bezieht sich bei dem Begriff Asana, wie er ihn im Yogasutra verwendet, noch auf seine ursprüngliche Bedeutung, den Sitz beziehungsweise konkret auf die Sitzhaltung, die wir bei der Meditation einnehmen sollen. Diese soll, laut Patañjali, sthira-sukham-āsanam (leicht und stabil) sein. Doch von diesen beiden Aspekten, insbesondere von der Leichtigkeit, habe ich während der wenigsten Yogastunden etwas gespürt. Ganz im Gegenteil: Wenn wir uns die heutigen Diskussionen und Beiträge über das Yoga ansehen, geht es in neunzig Prozent der Fälle nur darum, wie wir am besten auf den Unterarmen stehen oder wie wir es schaffen, uns unser Bein ohne Verletzung hinter das Ohr zu klemmen. Alles Dinge, die für Patañjali keine Rolle spielen. Ein Beweis dafür, wie sehr wir uns von der eigentlichen Bedeutung des Yoga entfernt haben.

Immer wieder wurde mir von meinem*r Lehrer*in suggeriert, dass ich genau dann, wenn es unangenehm oder schmerzhaft ist, in der Übung bleiben soll. Und nicht selten wurde ich von irgendeinem*r besonders ambitionierten Yogi*ni in eine Haltung hineingedrückt, obwohl ich mit

Händen und Füßen signalisiert hatte, dass es bei mir an diesem Punkt definitiv nicht weitergeht. Das mag auch daran liegen, dass es sehr viele Yogalehrer*innen gibt, die früher Tänzer*innen waren und deshalb schon vor Jahren das Wort Schmerz aus ihrem Vokabular gestrichen haben. Doch ich gehe zum Yoga und nicht zum Ballett und möchte auch dementsprechend von dem*r Lehrer*in behandelt werden. Ganz abgesehen davon, dass diese Art des Yogaunterrichts dem Prinzip von *sthira-sukham-āsanam* komplett widerspricht.

Dieses Lehrverhalten trägt auch zu dem schlechten Ruf des Yogas bei. Ich kenne viele Ärzt*innen, die dem Yoga mittlerweile sehr skeptisch gegenüberstehen, weil sie schon viele Verletzungen gesehen haben, die sich ihre Patient*innen durch falsche Hilfestellungen oder zu großen Ehrgeiz zugezogen haben. Doch das liegt nicht am Yoga, sondern an der falschen Herangehensweise. Sowohl seitens der Lehrer*innen als auch seitens der Schüler*innen, denen es viel zu häufig nur darum geht, so schnell wie möglich eine ganz besonders abgefahrene Haltung zu beherrschen. Eine Einstellung, mit der sie besser bei der Akrobatik als beim Yoga aufgehoben wären, denn dieser Ehrgeiz beim Yogaüben führt lediglich dazu, dass unser *Klesha Asmita* (Ego) wächst und wächst. Und wie wir uns erinnern, wollen wir das ja gerade verhindern, damit wir zu unserem glücklichen Wesenskern durchdringen. Zu viel Ehrgeiz ist beim Yoga also völlig unangebracht. Das heißt im Umkehrschluss natürlich nicht, dass wir überhaupt keinen Ehrgeiz haben sollten. Aber wie bei allem sollten wir, so Patañjali, die goldene

Mitte finden und unseren Yogaweg mit *Abhyasa* (Beharrlichkeit) und *Vairagya* (Gelassenheit) Schritt für Schritt vorangehen.

Das gleiche Prinzip gilt für den Umgang mit unserem Körper. Patañjali rät uns einerseits, auf unseren Körper zu achten und ihn durch Aktivität in Schuss zu bringen. Andererseits sollten wir die Pflege unseres Körpers aber auch nicht übermäßig kultivieren. Das würde *Asmita* (Ego) nur noch mehr Macht über uns geben.

Viele Yogi*nis beschäftigen sich trotzdem viel zu sehr mit sich selbst und ihrem Körper. Sie stehen morgens um sieben auf, um nach einer Stunde intensiver Selbstaffirmation zum Yoga zu gehen. Vorher essen sie ein makrobiotisches Müsli und trinken ein warmes Glas Wasser mit einem Schuss Zitrone. Dann geht es weiter zum spirituellen Coaching, bei dem sie sich so verausgaben, dass eine Massage mit Edelsteinen erforderlich scheint, um wieder in ihre innere Balance zu finden. Zuletzt können sie nach einem makrobiotischen Abendessen, umhüllt von dem Duft teurer ätherischer Öle, besonders gut einschlafen.

Nur damit mich niemand falsch versteht: Ich liebe Massagen. Und ich liebe Yoga und ätherische Öle. Ich kann es aber überhaupt nicht leiden, wenn Dinge, die wichtig, sinnvoll und wirksam sind, zu einem Werkzeug der eigenen Selbstoptimierung verkommen. Einem Hilfsmittel, das nur, weil es unter dem Mantel der Esoterik und des Yogas daherkommt, im ersten Moment sympathischer wirkt als die altbewährten Helfer Speed, Botox oder Ritalin. Im Grunde sind diejenigen, die sich dazu bekennen, Botox zu spritzen, weil sie Angst davor haben, alt und weniger erfolgreich zu wirken, sogar ehrlicher als diejenigen, die auf eine vierwöchige Detox-Kur auf die Malediven fliegen, um ihre innere Balance zu finden. Immerhin stehen sie dazu, dass sie eitel sind und alles dafür tun würden, um wieder jünger auszusehen. Und diese geben auch ehrlich zu, dass es ihnen ganz gleich ist, dass andere Menschen von diesem Geld ein Jahr leben könnten. Wohingegen viele Yogi*nis, die ein Heidengeld für ihre seelische Heilung und körperliche Fitness ausgeben, so tun, als würden sie damit die Welt retten.

Wie gesagt: Ich bewundere Menschen, die es schaffen, vegan zu leben, und ich wünschte, ich könnte das auch dauerhaft durchhalten. Ich finde es aber absolut nicht okay, wenn Menschen sich allein aufgrund einer ethischen Entscheidung, die sie treffen, als bessere Menschen fühlen.

Ich werde niemals vergessen, wie ich mit einer Gruppe von geflüchteten Frauen zu Besuch in einem Berliner Yogastudio war. Der Studiobesitzer hatte uns damals für unsere Stunden einmal in der Woche einen Raum zur Verfügung gestellt. Ich war und bin ihm mehr als dankbar dafür, denn nachdem ich meinen Yogaunterricht jahrelang in einem kleinen, schmutzigen Zimmer in einem Flüchtlingsheim gegeben hatte, konnten wir von einem Tag auf den anderen in einem wunderschönen und entspannten Umfeld Yoga praktizieren. Zu einer dieser Stunden brachte eine der Schülerinnen einen Geburtstagskuchen mit. Ich freute mich wahnsinnig darüber, denn sie gehörte zu den Frauen, die bis dahin immer sehr deprimiert und verloren gewirkt hatten. Sie war nun scheinbar wieder bereit, am normalen

Leben teilzunehmen und mit uns ihren Geburtstag zu feiern. Ich bat eine der Studiomitarbeiterinnen, den in Klarsichtfolie eingepackten Kuchen zu verwahren, damit wir ihn nach der Stunde essen könnten. Angewidert blickte die Frau mich an und fragte:

»Ist der vegan?«

Sie wusste übrigens ganz genau, dass er nicht von mir, sondern von einer der geflüchteten Frauen stammte. Einer Frau, die bei einem Bombenangriff ihre halbe Familie verloren hatte, die seit einem Jahr kaum noch schlief und die das erste Mal seit Wochen einen Funken Lebensfreude in sich spürte.

»Nein«, erwiderte ich und versuchte ihr die Situation in Ruhe zu erklären. Doch obwohl er eingepackt war und sie die »böse Sahne« noch nicht einmal mit ihren Fingern berührt hätte, weigerte sie sich, den Kuchen in die Hände zu nehmen. Und auch wenn ich ihren Lebensstil toleriere, ja sogar gutheiße und auch verstehe, dass es schwierig ist, wenn in einem veganen Yogastudio tierische Produkte stehen, kann ich nicht verstehen, dass man in diesem Moment das Wohl eines anderen Menschen nicht über sein eigenes Dogma stellt. Erst recht nicht, wenn man sich als Yogi*ni versteht. Ich bin sicher, selbst der weise Patañjali wäre in diesem Moment wütend geworden.

Wir haben den Kuchen dann vor der Tür gegessen. Mich hat das sehr traurig gestimmt. Bis dahin hatten sich die Frauen als Teil des Studios gesehen. Ich habe jedoch gespürt, dass dieses Erlebnis dazu geführt hat, dass sie sich nur noch mehr als die anderen, die Geflüchteten, gefühlt haben. Ein Gefühl, das nicht entstanden wäre, wenn es der jungen Frau im Studio gelungen wäre, über ihren Schatten zu springen und in diesem Moment die richtige Priorität zu setzen. Es geht beim Yoga eben nicht darum, dass wir uns stur an irgendwelche Regeln halten, sondern dass wir in unserem Handeln und Denken immer auch das Wohl der anderen miteinbeziehen und die richtige Mischung aus Selbstliebe und Nächstenliebe finden.

Das Gleiche gilt für unseren Umgang mit unserem Geist und unserem Körper. Wir sollten uns mit beiden beschäftigen, dürfen uns dabei aber nicht verlieren und sollten das Wohl unserer Umgebung und das Wohl der anderen nicht ausblenden. Denn wenn es uns selbst nicht gut geht, überträgt sich dies automatisch auf unsere Umwelt.

Jeder, der ein Kind hat, kennt dieses Phänomen. Sobald man selbst in Stress gerät, beginnt das Kind unruhig zu werden. Behält man indes selbst in kritischen Situationen die Ruhe und spricht ruhig mit dem Kind, dann wird es sich auch schnell wieder beruhigen.

Auch im Umgang mit unserem Geist und Körper sollten wir immer nach der goldenen Mitte streben. Wobei das eine das andere bedingt und sogar dabei helfen kann, das jeweils andere wieder ins Lot zu bringen.

Beim Yoga versuchen wir, uns die Beziehung zwischen Körper und Geist zunutze zu machen. Wir konzentrieren uns auf verschiedene Energiepunkte und Nervenbahnen im Körper, um Verspannungen im Kopf zu lösen. Ebenso setzen wir im Yoga die heilende Kraft der geistigen Entspannung ein, um Blockaden im Körper zu verringern. Wir spannen die beiden Talente von Körper und Geist zusammen und versuchen so, mit geballter Kraft den Karren aus dem Dreck zu ziehen.

Eine Herangehensweise, die sich nach und nach zum Glück auch die klassische Schulmedizin zu eigen macht. Gerade bei psychischen Krankheiten wird neben der Verabreichung von Psychopharmaka vermehrt auf Entspannungstechniken wie autogenes Training und Yoga gesetzt. Mit großem Erfolg. Das beweisen Untersuchungen, die zu diesem Thema bereits durchgeführt wurden. So hat eine Studie an der medizinischen Fakultät der Universität von Pennsylvania gezeigt, dass Patient*innen, die an schweren Depressionen litten, ihre Beschwerden durch bestimmte Yogaübungen signifikant vermindern konnten. Ein Ergebnis, das für Menschen, die auf die herkömmlichen Antidepressiva nicht ansprechen, ganz besonders wichtig ist und das wir uns bei Citizen2be für unsere Arbeit zunutze machen. Citizen2be ist mein kleiner Versuch, mit Yoga diese Welt zu einem besseren und friedlicheren Ort zu machen. Doch bevor ich auf mein Herzensprojekt und meine tägliche Arbeit bei Citizen2be noch mehr im Detail eingehe, geht es erst einmal wieder zurück auf unseren achtgliedrigen Yogaweg und zu unserem vierten Schritt, dem Atem.

Schritt IV:
Pranayama – Der Umgang mit dem Atem

In unserem Alltag schenken wir dem Atem in der Regel nur sehr wenig Aufmerksamkeit. Erst wenn wir durch eine Krankheit bedingt nicht mehr richtig atmen können, spüren wir, wie sehr unser Wohlbefinden von unserem Atem abhängt. Doch sobald es uns wieder gut geht, haben wir das auch schon wieder vergessen. Viele von uns fokussieren sich dann lieber darauf, ihren Körper und dessen Silhouette in Form zu bringen. Dabei ist Atmen das Erste und das Letzte, was wir auf dieser Erde tun werden.

Im Yoga sagt man, dass wir unser Leben mit einer Einatmung beginnen und mit einer Ausatmung beenden und dass alles, was dazwischen geschieht, unser Leben ist. Ich finde dieses Bild sehr gelungen, weil es deutlich macht, wie wichtig der Atem für unser Leben ist und welche Kraft in ihm steckt. Jeder Mensch, der erlebt hat, wie ein Kind geboren worden ist, hat schon einmal gesehen, welcher Lebenshunger in dem ersten Atemzug eines Babys steckt. Es ist, als müsse es mit diesem einen Atemzug die Luft für sein ganzes Leben in seinen Körper einziehen.

Etwas Ähnliches können wir erleben, wenn wir einen Menschen begleiten, der von uns geht und ein letztes Mal ausatmet. Oft hört es sich so an, als würde er mit dieser letzten tiefen Ausatmung nicht nur sein Leben, sondern auch alle Sorgen, Ängste und Schmerzen loslassen. Als könne er in diesem Moment endlich alles, was an ihm gezerrt hat, gehen lassen.

Viele Sterbebegleiter*innen sagen, dass es zwei Arten von Menschen gibt: diejenigen, die sich krampfhaft an das Leben klammern und sich das Ende selbst erschweren, und diejenigen, denen es in diesem letzten Moment gelingt, vollkommen loszulassen und friedlich von dieser Erde zu gehen. Ich hoffe, dass ich zu den Letzteren zählen werde. Ich bin aber sicher, dass meine jahrelange Beschäftigung mit dem Atem mir dabei helfen wird.

Er ist nicht nur ein Spiegel unseres Gemütszustands und geht, je nachdem ob wir aufgeregt oder gelassen sind, ruhig oder so schnell wie eine Lokomotive. Wir können durch die bewusste Steuerung unseres Atems auch unsere Gefühle beeinflussen, weshalb für Patañjali die richtige Atmung auch ein unabdingbarer Schritt auf dem achtgliedrigen Yogaweg ist. Denn nur wenn es uns gelingt, unseren Atem zu regulieren und uns statt auf unsere Gedanken, die von den *Gunas* und den *Kleshas* immer wieder angeheizt werden, auf den Atem zu fokussieren, können wir lernen, das, was in unserem Kopf los ist, zur Ruhe zu bringen. Nur so können wir zu unserem wahren Ich vordringen. Und nicht nur das: Indem wir uns auf den Atem konzentrieren, können wir im Hier und Jetzt, im gegenwärtigen Moment ankommen. Wir schweifen mit unseren Gedanken nicht mehr in die Vergangenheit oder in die Zukunft ab, machen uns keine Sorgen mehr über die verpatzte Prüfung und haben auch keine Angst mehr vor dem morgigen Treffen mit unserem Chef, sondern sind einfach nur hier auf der Matte. Jetzt und in diesem Augenblick. Sicher und mit allem ausgestattet, was wir zum Glücklichsein brauchen. In meinen Unterrichtsstunden lege ich sehr großen Wert auf diesen Aspekt. Ich weiß aus eigener Erfahrung, wie viel Leid wir uns ersparen können, wenn wir im Moment leben und uns nicht von der Vergangenheit oder der Zukunft die Gegenwart verderben lassen. Doch trotzdem tappe auch ich immer wieder in die Sorgenfalle.

Als ich mit meiner Tochter schwanger war, habe ich, ohne mir viele Gedanken darüber zu machen, zahlreiche Vorsorgeuntersuchungen machen lassen. So auch die bekannte Nackenfaltenmessung. Bei dieser Untersuchung wird die Nackenfalte des Kindes per Ultraschall gemessen, weil man aufgrund dieser Informationen die Wahrscheinlichkeit für anlagebedingte Erkrankungen wie das Down-Syndrom berechnet. Zwei Wochen nach der Untersuchung eröffnete mir mein Gynäkologe, dass die Wahrscheinlichkeit, dass mein Kind eine Chromosomenveränderung habe, bei eins zu zehn läge. Eine Wahrscheinlichkeit, die für mein damaliges Alter, Anfang dreißig, ungewöhnlich hoch war. Eine endgültige Gewissheit, so sagte er mir, könne allerdings nur eine Untersuchung des Fruchtwassers ergeben. Die könne man ab der sechzehnten Woche, rund fünf Wochen später, durchführen. Ich solle doch, so fuhr er fort, eine Abtreibung in Erwägung ziehen. Immerhin sei ich ja noch jung genug, um erneut schwanger zu werden. Ich weiß nicht, was ich damals als schlimmer empfunden habe: zu erfahren, dass mein Kind vielleicht an einer Chromosomenveränderung leidet, oder diesen völlig unpassenden Rat des

Arztes. Ein Vorschlag, der nicht nur vollkommen übergriffig war, sondern auch diskriminierend gegenüber jenen Menschen, die mit einer Chromosomenveränderung leben. Abgesehen davon, dass es auch immer eine Frage der Sichtweise ist, was und wer normal ist. Doch ich möchte an diesem Punkt nicht moralisch werden. Jede Familie muss für sich selbst entscheiden, was für sie in so einer Situation das Richtige ist. Für mich war in jedem Fall erst einmal wichtig, Gewissheit zu haben. Und am liebsten direkt. Doch das war leider nicht möglich.

Ich hatte in dieser Situation zwei Möglichkeiten: Entweder ich würde mich bis zur Fruchtwasseruntersuchung komplett verrückt machen, oder ich würde versuchen, mir die Zeit bis dahin nicht mit Sorgen zu erschweren, die sich im Nachhinein als vollkommen unnötig erweisen könnten. Zum Glück ist mir Letzteres gelungen. Auch dank der Geduld und des guten Zuredens meines Mannes, der einen Freund mit einem Kind mit Down-Syndrom hat und dessen einziger Kommentar zu dem Ergebnis war: »Dann bekommen wir im Fußballstadion immer die besten Plätze.« Eine Reaktion, die mir wieder einmal gezeigt hat, dass ich den richtigen Mann geheiratet habe.

Zudem habe ich in dieser Zeit der Unsicherheit gelernt, wie kostbar der Augenblick ist und wie einfach es ist, sich die schönen Momente im Leben durch irgendein Ärgernis verderben zu lassen. Immer wenn die Angst vor der Zukunft wieder Überhand nahm, konzentrierte ich mich auf meinen Atem. Und wurde mit jedem Atemzug ruhiger.

Mein Kind ist *ohne* Chromosomendefekt auf die Welt gekommen. Den Arzt habe ich seit dem Tag der Nackenfaltenuntersuchung nie wiedergesehen. Ich kann jeder schwangeren Frau nur raten, sich vor einer solchen Untersuchung Gedanken darüber zu machen, wie sie bei einer erhöhten Wahrscheinlichkeit reagieren würde und ob sie die Entscheidung, ein Kind mit Chromosomendefekt zu bekommen oder nicht, überhaupt treffen möchte.

Für unsere Beschäftigung mit Patañjali zeigt diese Geschichte sehr schön, wie viel unnötigen Schmerz wir uns zufügen können, wenn wir zu sehr in der Zukunft leben. Gleiches gilt für die Vergangenheit. Durch die Fokussierung auf den Atem können wir verhindern, dass wir uns in unser Leid hineinsteigern. Anstatt uns auszumalen, was alles Schreckliches noch geschehen könnte, bleiben wir im Hier und Jetzt. In dem Moment, in dem noch nichts von dem, was wir uns ausmalen, eingetreten ist. Das ist leichter gesagt als getan. Und trotz vierzehnjähriger Yogapraxis fällt es auch mir immer noch schwer. Aber ich arbeite daran. Stück für Stück. Denn ich weiß, wie sehr mir der Atem schon dabei geholfen hat, in stressigen Situationen die Ruhe zu bewahren, und wie viel Leid ich mir selbst und anderen in meinem Umfeld dadurch erspart habe.

Im Yoga gilt der Atem als eine Ausdrucksform von *Pranã*, der Ursprungsquelle aller Energie. Zu Recht. Unser Atem ist unser wichtigster Lebensenergieträger. Doch die Art und Weise, wie wir ein- und ausatmen, ist zudem ein Spiegel unseres Lebensrhythmus. Je nachdem, ob wir gelassen oder gestresst durchs Leben gehen, geht auch unser Atem langsam oder schnell. Er ist also sehr eng an unsere Emotionen geknüpft, weshalb wir sie wiederum durch den Atem auch prima beeinflussen können. Im Yoga ist die Verbindung zwischen unseren Emotionen und dem Atem ein zentraler Aspekt. Im Yoga lernen wir durch den Atem die Kontrolle über unsere Emotionen zu gewinnen. Deshalb machen die Atemübungen auch einen großen Teil der yogischen Praxis aus.

Mein Mann, der ein absoluter Anti-Yogi ist, weigert sich genau aus diesem Grund, zum Yoga zu gehen. »Ich lasse mir doch nicht vorschreiben, wie ich zu atmen habe.«

Hier wird erneut deutlich, wie wenig er sich mit dem Yoga beschäftigt hat, denn darum geht es beim Yoga natürlich nicht. Vielmehr wollen wir durch eine spezielle Ansage der Atmung dabei helfen, sich von Gedanken und damit auch von inneren und äußeren Anhaftungen zu befreien. Wie das im Konkreten aussehen kann, lässt sich anhand eines einfachen Beispiels ganz leicht veranschaulichen.

Stellen wir uns doch einfach vor, es wäre der fünfzigste Geburtstag unseres Mannes und wir hätten viele Gäste mittags zu Kaffee und Kuchen eingeladen. Dafür müssten wir am Tag vorher natürlich jede Menge backen. Endlich, abends um 22 Uhr hätten wir alles geschafft und würden müde und glücklich ins Bett sinken – um dann morgens aufzuwachen und zu sehen, dass unsere Katze an allen Kuchen herumgeknabbert hat. Eine Katastrophe. Was machen wir in diesem Moment?

Wir beginnen uns tierisch aufzuregen und immer schneller und hektischer zu atmen. So schnell, dass uns ganz schwindelig wird und wir im schlimmsten Fall vor lauter Aufregung eine Panikattacke bekommen. Die können wir dank der guten alten Papiertütenmethode oder aber durch eine kontrollierte Atemübung ganz schnell wieder in den Griff bekommen. Sobald wir beginnen, nicht mehr durch den Mund, sondern durch die Nase zu atmen, wird der Sauerstoffgehalt in unserem Körper wieder reguliert und die Panik verschwindet nach und nach.

Der kontrollierte Atem kann uns auf der psychischen Ebene dabei helfen, uns unserer Panik zu stellen und, anstatt uns immer weiter in die Angst hineinzusteigern, ihr in die Augen zu sehen, um sie dann loszulassen. Auch auf der körperlichen Ebene kann ein ruhiger Atem so einiges bewegen, denn er signalisiert unserem Gehirn: Achtung! Entwarnung! Die Situation, in der wir uns befinden, ist nicht lebensbedrohlich. Denn wir bekommen natürlich keine Panikattacke, weil unser Körper uns ärgern will. Nein, er will uns damit im Grunde nur beschützen. Er hat leider nur ein Signal falsch interpretiert und die Tatsache, dass wir am Geburtstag unseres Mannes ohne Kuchen dastehen, als eine lebensbedrohliche Situation eingestuft. Auf die kennt unser Körper nur zwei Reaktionen: Angriff oder Flucht. Und da wir Menschen heute zum Glück nicht mehr auf das Kämpfen angewiesen sind, beginnt der Körper auf Fluchtmodus zu stellen und jede Menge Neoadrenalin, Adrenalin und Cortisol auszuschütten. Unser Blutdruck und unser Puls beginnen zu steigen, unsere Hände werden nass, unser Atem fängt an schneller zu gehen, und wir wollen nur noch wegrennen. Jeder, der schon einmal eine Panikattacke hatte, weiß, dass das nicht funktioniert. Die »Gefahr« ist ja kein Tiger, vor dem wir uns in Sicherheit bringen können, sondern sie sitzt in unserem Kopf. Und da wir den nicht abreißen und wegwerfen können, müssen wir dem Körper eine Entwarnung schicken. Das wiederum funktioniert sehr gut und schnell durch kontrolliertes, ruhiges Atmen. Und wenn wir uns dank des Atems erst einmal wieder heruntergefahren haben, können wir auch wieder klar denken und über den angeknabberten Geburtstagskuchen herzlich lachen, denn mit einem scharfen Messer und etwas Geschick haben wir das Malheur ganz leicht beseitigt. Danach noch schnell etwas Schokoladenglasur in den Topf und über den Kuchen gestrichen: Fertig ist der perfekte Geburtstagskuchen.

Wie gut diese Entwarnungsmethode funktioniert, kann ich selbst immer wieder erleben, wenn ich dazu gezwungen bin zu fliegen. Ich bin wahrlich kein ängstlicher Mensch, aber das Fliegen gehört zu den wenigen Dingen im Leben, vor denen ich eine gehörige Angst habe. Und ja, ich weiß, dass Flugzeuge die sichersten Verkehrsmittel sind. Aber ganz gleich, wie viel ich lese und mich über das Fliegen informiere, ich werde meine unbegründete Angst nicht los. Wir alle haben solche Ängste. Bei dem einen sind sie mehr, bei dem anderen weniger stark ausgeprägt, und das ist auch okay. Wichtig ist nur, dass wir nicht vor ihnen wegrennen, sondern uns ihnen stellen. So wie ich es mit dem Fliegen mache. Genau an diesem Punkt kommt der Atem ins Spiel. Eine kontrollierte Atmung kann uns dabei helfen, diese Momente der Angst durchzustehen. Und im Idealfall gelingt es uns sogar, uns mit der Hilfe des Atems dauerhaft von der Angst zu verabschieden.

Im Yoga gibt es unzählige Atemübungen: gegen Kopfschmerzen, Panikattacken, Regelschmerzen, zum Aufwärmen, für mehr Energie und natürlich zum Entspannen. Und ich kann nur jedem empfehlen, es beim nächsten Kopfstechen mit einer Atemübung anstatt mit einer Pille zu versuchen. Noch besser ist es natürlich, wenn wir eine regelmäßige *Pranayama*-Praxis in den Alltag integrieren. Dadurch wird sich nach und nach unser Atmen verändern. Das kommt auch unserem Körper zugute. Ein gesunder Atem bedeutet weniger Stress, also weniger Gift für unseren Körper. Stress ist heutzutage nicht ohne Grund einer der Hauptauslöser für viele Krankheiten wie erhöhten Blutzucker, Diabetes, Depressionen und reduzierte Knochendichte. Es lohnt sich also in jeder Hinsicht, an seinem Atem zu arbeiten. Patañjali hat ihm folglich völlig zu Recht solch eine hohe Bedeutung auf dem achtgliedrigen Yogaweg beigemessen.

Schritt V:
Pratyahara – Der Umgang mit den Sinnen

Bevor es mit dem Zurückziehen des Geistes losgeht, müssen wir zunächst einmal dafür sorgen, dass wir nicht von äußeren Einflüssen abgelenkt werden. Womit wir auch schon bei Pratyahara, dem fünften Schritt auf unserem achtgliedrigen Yogaweg, angekommen sind.

Der Begriff Pratyahara kommt aus dem Sanskrit, setzt sich aus den Wörtern prati (gegen/weg) und ahara (das von außen Dazugeführte) zusammen und wird meist als »Rückzug der Sinne« übersetzt. Pratyahara bildet gemeinsam mit Pranayama (Umgang mit dem Atem) die Voraussetzung dafür, dass wir die Citta (den Geist) zur Ruhe bringen können und ein Stück weiter zu unserem Wesenskern durchdringen. Es ist also ein sehr wichtiger Schritt auf unserem Weg zum dauerhaften Glück.

Durch die Fokussierung auf den Atem ist es uns schon gelungen, unseren Körper herunterzufahren und unser Nervensystem zu beruhigen. Im Idealfall sitzen wir nun entspannt auf einer dicken Decke oder einem Kissen und beginnen unsere Sinne Schritt für Schritt nach innen zu lenken. Mir persönlich fällt das trotz meiner langjährigen Yogaerfahrung noch immer schwer, weshalb ich meistens ein Mantra zur Hilfe nehme, um mich auf mein Inneres zu fokussieren. In Gedanken rezitiere ich dieses Mantra so lange, bis ich merke, dass meine Aufmerksamkeit nach innen wandert und ich mich von Geräuschen und Gerüchen nicht mehr ablenken lasse.

Mantras sind simple Sätze, die uns dabei helfen, unseren Geist zu ordnen. Sie werden laut gesungen, gesprochen oder gedacht. Für das Zurückziehen der Sinne in einer offenen Yogaklasse ist ein gedachtes Mantra zu empfehlen.

Mein absolutes Lieblingsmantra lautet: »Lass los.« Denn es ist schlicht und überaus effektiv. Bei diesem Mantra sagen wir uns mit jeder Einatmung »Lass« und mit jeder Ausatmung »los«. Wahlweise kann man sich vorher auch ein bestimmtes Problem ins Gedächtnis rufen und versuchen, dieses Problem mit jeder Ausatmung ein Stück mehr loszulassen.

Natürlich gibt es noch zahlreiche weitere Mantras. »Sat Nam« zum Beispiel ist ein sehr beliebtes Mantra, das häufig auch gesungen wird. Sinn des Mantras ist es, uns daran zu erinnern, dass wir uns selbst immer treu bleiben.

Vielen Menschen, die das erste Mal in ein Yogastudio gehen, fällt es schwer, Mantras zu singen. Auch mir ist es zu Beginn nicht leichtgefallen. Ich habe das Mantrasingen bis dahin immer mit weltfremden Hippies verbunden, die Händchen haltend in einem Kreis sitzen und beseelt miteinander seltsame Verse in einer noch seltsameren Sprache singen. Eine Gruppe, zu der ich, pragmatisch, zupackend und der Welt zugewandt wie ich bin, definitiv nicht gehören wollte. Doch das muss man auch nicht, denn die meisten Menschen, die heutzutage ins Yogastudio gehen, haben nichts gemein mit diesem klischeehaften Bild. Deshalb kann ich jedem, der Mantrassingen für großen Eso-Quatsch hält, nur empfehlen, dem Ganzen zumindest eine Chance zu geben. So wie ich es getan habe.

Das Praktizieren von *Pratyahara* impliziert nicht nur das Zurückziehen der Sinne als Vorbereitung auf die Meditation. *Pratyahara* heißt auch, dass wir nicht alle Sinneseindrücke wahllos auf uns einströmen lassen, sondern die Informationen, die wir in unser Leben lassen, vorab nach ihrer Relevanz für uns überprüfen. Ein Punkt, der gerade heutzutage, wo uns dank des Internets die ganze Welt vierundzwanzig Stunden am Tag offensteht, wichtiger ist denn je. Denn wir alle wissen, wie schnell aus zehn Minuten auf *YouTube* eine Stunde wird. Die Katzenvideos sind aber auch so süß. Und es schadet ja auch sicherlich nicht, wenn wir mal eben, während wir auf den Zug warten, nachschauen, auf welcher Karibikinsel unser Lieblingsinfluencer gerade Urlaub macht und mit wem Angelina Jolie nun wieder angebandelt hat. Doch! Und wie es uns schadet! Denn erstens verschwenden wir jede Menge kostbare Zeit damit, zweitens setzen wir unser Gehirn damit einer Dauerbelastung aus und drittens erlauben wir wildfremden Menschen, Einfluss auf unsere Gedanken und unser Handeln zu nehmen. Etwas, das wir in unserem normalen Alltag niemals zulassen würden. Stellen wir uns nur vor, ein wildfremder Mann würde uns auf offener Straße dazu auffordern, unsere Jacke nach links zu drehen. Würden wir das machen? Natürlich nicht. Aber raten uns Bibi, Caro, Stefanie, oder wie sie alle heißen, auf ihrem Instagram-Account eine bestimmte Creme zu verwenden, dann rennen wir los und kaufen sie. Obwohl wir sie ebenso wenig kennen wie den fremden

Mann auf der Straße. Doch dem folgen eben nicht 6,4 Millionen Menschen auf Instagram.

Natürlich erwische ich mich selbst auch immer wieder dabei, wie ich mir viel zu lange irgendwelche belanglosen Storys und Posts ansehe. Und obwohl ich eine aufgeklärte Frau bin, die ihrem Kind jeden Tag vorbetet, wie gefährlich soziale Medien sind, lasse ich mich in meinem Handeln und Denken von diesen Bildern beeinflussen. Dabei weiß ich ganz genau, dass die meisten Bilder nicht der Realität entsprechen und neunundneunzig Prozent der Selfies mit einem Filter bearbeitet sind. Doch trotzdem vergleiche ich mich mit diesen unechten Bildern. Ich schaue, ob meine Beine ebenso makellos sind. Sind sie nicht. Oder ob ich eine ebenso glatte Haut habe wie die Frauen auf den Bildern, die ich in den sozialen Medien sehe. Ebenfalls negativ. Und schon fühle ich mich wesentlich kleiner und hässlicher als vor meinem Blick auf das Handy. Das, was ich mir auf Instagram ansehe, hat also sehr wohl einen sehr großen Einfluss auf mich und mein Leben. Und das, obwohl ich weiß, dass es nicht so sein sollte, und obwohl ich weiß, dass der Content nicht der Realität entspricht. Wenn es mir, einer erwachsenen Frau, schon so geht, wie muss es dann erst Jugendlichen ergehen? Jungen Menschen, deren Selbstwahrnehmung noch wesentlich weniger gefestigt ist und die in ihrem Umfeld, also auch auf Instagram, nach Vorbildern suchen?

Die britische Gesundheitsorganisation *Royal Society for Public Health* hat 2017 in einer Studie untersucht, welche Auswirkungen soziale Medien auf die seelische Gesundheit und das Wohlbefinden von Jugendlichen haben. Dafür haben sie rund 1500 Teenager zwischen vierzehn und siebzehn Jahren gefragt, wie sich soziale Medien auf ihr Wohlbefinden und ihr Selbstbild auswirken. Die Ergebnisse waren alarmierend. Sieben von zehn Jugendlichen sind Cybermobbing ausgesetzt gewesen. Siebenunddreißig Prozent davon in einem sehr hohen und intensiven Ausmaß. Von denjenigen, die den Mut besessen haben, das Cybermobbing zu melden, gaben einundneunzig Prozent an, dass keine weiteren Maßnahmen getroffen wurden. Neun von zehn Mädchen gaben an, dass sie mit ihrem Körper unzufrieden sind. Achtundsechzig Prozent der jungen Menschen sprachen sich dafür aus, dass bearbeitete Fotos mit einer entsprechenden Markierung gekennzeichnet werden. Zahlen, die beweisen, wie aktuell der achtgliedrige Yogaweg für unseren Alltag ist und wie gut es wäre, wenn wir im Sinne von *Pratyahara* unsere Sinneseindrücke selektiv auswählen würden.

Welche absurden Folgen der Einfluss der sozialen Medien haben kann, zeigt zum Beispiel die Geschäftsidee eines russischen Innenarchitekten. Dieser hat auf einem Gelände in Moskau in einer kleinen Holzhütte das Innenleben eines Privatjets nachgebaut. Jeder, der sich nach ein bisschen mehr Glamour auf seinem Instagram-Account sehnt, kann so tun, als würde er gerade mit dem Privatjet durch die Welt fliegen. Dafür muss er zuvor natürlich jede Menge Geld hinblättern. Ein Service, den zahlreiche Möchtegern-Influencer in Anspruch nehmen und dafür bis zu vierhundert Euro hinlegen. Hauptsache, ihre Follower glauben, ihr Leben sei genauso glamourös wie das von Jay-Z und Beyoncé. Dabei könnten sie mit dem Geld im realen Leben locker einen Wochenendtrip bezahlen. Doch ein Wochenende in Lissabon oder Paris ist eben nicht so cool und exklusiv wie eine angebliche Reise mit dem Privatjet, für die es wesentlich mehr Likes gibt. Die eigentliche Währung unserer Zeit.

Diese Geschäftsidee ist jedoch nicht nur deshalb so erschreckend, weil sie zeigt, dass es Menschen gibt, die für solch einen Unsinn jede Menge Geld ausgeben. Sie zeigt auch, dass wir immer weniger für uns selbst, sondern immer mehr für die Reaktionen und die Meinungen anderer leben. Anstatt die Weite des Grand Canyons auf uns wirken zu lassen, verbringen wir unsere Zeit damit, ein möglichst gutes Bild zu knipsen, das wir später auf Instagram teilen können und mit dem wir dann hoffentlich noch mehr Likes und Followers generieren können. Ist die Reaktion auf unser Foto eher mau, werten wir das Erlebte automatisch ab, selbst wenn wir es eigentlich genossen haben. Häufig sind wir beim Essen mit unseren Freunden oder auf dem Konzert unserer Lieblingsband so sehr mit Fotografieren beschäftigt, dass wir den eigentlichen Moment, das eigentliche Ereignis gar nicht mehr richtig wahrnehmen. Anstatt uns das Eis auf der Zunge zergehen zu lassen, machen wir lieber zwanzig Fotos davon, selbst wenn es danach geschmolzen ist. Hauptsache, wir haben ein möglichst tolles Bild. Nicht selten sind junge Menschen sogar dazu bereit, ihr Leben für ein spektakuläres Bild aufs Spiel zu setzen. 259 Menschen sind zwischen Oktober 2011 und November 2017 bei der Jagd nach noch mehr Likes und Klicks ums Leben gekommen. Die Dunkelziffer dürfte weitaus höher liegen.

Das heißt natürlich nicht, dass Smartphones und das Internet per se unsere Feinde sind und wir in Sachen Technik zurück in die 8oer-Jahre reisen sollten. Aber gerade heutzutage, in einer Zeit, in der es so viele Außenreize wie niemals zuvor gibt, sollten wir so, wie es Patañjali vorschlägt, mit unseren Sinnen und dem, was wir wahrnehmen, sehr bewusst und selektiv umgehen. Vor allem im Alltag und nicht nur dann, wenn wir auf der Yogamatte sitzen.

Schritt VI:
Dharana – Die Konzentration

Nachdem wir uns mit den *Yamas* (der Umgang mit unserer Umwelt und unseren Mitmenschen), den *Niyamas* (der Umgang mit uns selbst), *Asana* (der Umgang mit dem Körper) und *Pranayama* (der Umgang mit dem Atem) körperlich und innerlich ins Gleichgewicht gebracht haben, beginnen wir, uns im nächsten Schritt auf die Meditation vorzubereiten. Etwas, das wir natürlich nicht von heute auf morgen lernen können. Es gibt nichts Schwereres, als nichts zu denken. Ich glaube sogar, dass es unmöglich ist. Zumindest für mich. Zu Beginn meiner Meditationspraxis ist in den meisten Fällen sogar genau das Gegenteil passiert: Ich habe während der Meditation nicht weniger, sondern noch mehr nachgedacht. Über meine Arbeit, meine Tochter und die Tatsache, dass ich jetzt verdammt noch mal nichts denken soll. Eine Reaktion, die nicht weiter ungewöhnlich ist. Denn unsere lieben *Kleshas* wissen ganz genau, dass sie in den stillen Momenten ganz besonders viel Einfluss auf uns haben können. Und so beginnen sie, unsere *Citta* (den Geist) mit Neid, Ungeduld oder Angst zu füttern.

Im Yoga werden unsere Gedanken gern mit Affen verglichen, die wie wild in unserem Kopf herumrennen und die durch ihr Geschrei versuchen, unsere Aufmerksamkeit auf sich zu ziehen. Mal ist dieses *Monkey Mind*, wie es auch genannt wird, ganz besonders laut, mal nehmen wir unsere

Affen nur ganz leise im Hintergrund wahr. Doch ganz gleich, ob wir im Büro, auf dem Fahrrad oder am Strand von Hawaii sitzen, das Affengerede in unserem Kopf wird niemals verstummen. Und sobald wir weder von Lärm noch von anderen, visuellen Reizen abgelenkt sind, können die Affen unsere Aufmerksamkeit ganz besonders schnell auf ihr Geplapper lenken. Weshalb sie uns abends, oder eben wenn wir versuchen zu meditieren, ganz besonders laut erscheinen.

Doch zum Glück gibt es ja Patañjali und den achtgliedrigen Yogaweg. Dank ihm können wir lernen, wie wir Schritt für Schritt unsere Gedanken zur Ruhe bringen und trotz des Affenlärms meditieren können. Der Begriff *Dharana* kann mit Halten der Gedanken oder auch Konzentration übersetzt werden. *Dharana* gilt als die Vorstufe zu *Dhyana* (Meditation), das wiederum zu *Samadhi* (innere Freiheit) führt. Patañjali sieht diese drei Stufen deshalb auch als eine Einheit an, die er unter dem Begriff *Samyama* (Sammlung/Beherrschung der Sinne) zusammenfasst.

In *Dharana* richtet der Übende seinen Geist auf eine bestimmte Sache aus. Wie zum Beispiel auf ein Mantra, den Punkt zwischen den Augenbrauen oder eine Kerze. Was oder welches Objekt auch immer uns in diesem Moment passend erscheint. Die Hauptsache ist, dass uns die Fokussierung dabei hilft, mit unseren Gedanken bei einer Sache zu bleiben und nicht ständig vom einen zum anderen zu springen. Etwas, das uns gerade zu Anfang sehr schwerfallen wird. Doch zum Glück haben wir uns ja schon in der Konzentration auf den Atem geübt.

Vielen Schüler*innen, gerade denen, die noch nicht sehr lange Yoga praktizieren, bereitet jedoch allein schon die Fokussierung auf den Atem große Probleme. Vielleicht weil sie befürchten, noch kurzatmiger zu werden oder im schlimmsten Fall mit dem Hyperventilieren anzufangen. Vielleicht weil es für sie schlicht und ergreifend unglaublich ungewohnt ist, sich auf etwas zu konzentrieren, dem sie in ihrem alltäglichen Leben keine Beachtung schenken. Ich persönlich rate den Schüler*innen, die sich mit der Fokussierung auf den Atem schwertun, eine Hand auf ihren Brustkorb und die andere auf ihren Bauch zu legen und sich anstatt auf die Atmung auf das Senken und Heben ihrer Brust zu konzentrieren.

Anderen wiederum hilft es, wenn ich ihnen die Ein- und Ausatmung vorgebe. Für manche ist vielleicht eine Kerze zur Fokussierung das Objekt der Wahl.

Doch *Dharana* ist nicht nur der erste Schritt auf dem Weg zur Meditation. *Dharana* kann uns ebenso dabei helfen, in unserem Alltag dauerhaft zufriedener und glücklicher zu werden. Dafür müssen wir uns weder in unser Zimmer einschließen und konzentriert auf eine Kerze starren noch alle Menschen um uns herum dazu auffordern, für fünf Minuten still zu sein. Wir müssen einfach unseren Multitasking-Wahn ein gutes Stück herunterfahren. Ein Rat, den ich mir selbst mit einem dicken Stift hinter die Ohren schreiben sollte, denn ich habe den Hang, mich immer mit zwei, drei oder gleich vier Dingen parallel zu beschäftigen. Ja, selbst während Gesprächen mit guten Freund*innen surfe ich manchmal im Internet und schaue nach irgendwelchen

Schnäppchen. Das ist nicht nur extrem unhöflich, sondern auch komplett unproduktiv. Denn ich bin mit meinen Gedanken weder wirklich bei dem Gespräch noch bei der Suche nach neuen Schuhen. Doch der Griff zum Smartphone ist bei mir schon zu einer automatisierten Handlung geworden. Sobald ich nicht mindestens zwei Dinge auf einmal mache, fühle ich mich unproduktiv. Ganz gleich, wie viele Tage ich in dieser Woche bereits gearbeitet habe.

Einerseits bekomme ich durch dieses Verhalten sehr viele Dinge geregelt. Andererseits bin ich dadurch häufig nicht ganz bei einer Sache. Deshalb habe ich auch schon mehrmals eine Mail an die falsche Person geschickt. Das kann mitunter sehr peinlich werden. Mit nur einem Tastenklick haben wir anstatt »Weiterleiten« die Funktion »Antworten« ausgewählt. Und nicht nur das: Ich habe es auch schon geschafft, anstatt eine Sammel-WhatsApp-Nachricht zu schreiben, gleich eine Gruppe zu gründen. Am liebsten hätte ich mir danach ein Handyverbot für die nächsten drei Monate verordnet. Doch ich steckte zu diesem Zeitpunkt mitten in einer Crowdfunding-Kampagne und benötigte mein Smartphone dringender denn je. Wegrennen, beziehungsweise abtauchen, wenn auch nur virtuell, war also keine Option für mich. Und so musste ich mich der überaus unangenehmen Situation wohl oder übel stellen.

Doch anstatt mich in aller Ruhe bei allen zu entschuldigen und danach die Gruppe aufzulösen, tippte ich nervös auf meinem Handy hin und her. So lange, bis ich mich vor lauter Tippen selbst aus der Gruppe gelöscht hatte. Nun konnte niemand die Gruppe mehr auflösen. Das kann nur die Person tun, die sie gegründet hat. So hatte ich durch die vorschnelle Reaktion auf mein Missgeschick die Situation nur noch verschlimmert.

Da saß ich nun, vor meinem Handy, ohne den Zugang zu einer Gruppe, die ich selbst gegründet hatte und die auch noch den Namen einer gemeinnützigen Organisation, die ich selbst gegründet hatte, trug. Ich konnte nichts, aber auch rein gar nichts machen, außer die Situation auszusitzen und zu hoffen, dass meine Freund*innen mich deshalb nicht auf den Mond schießen würden.

Auf jeden Fall hat mir diese gedankenlose Aktion gezeigt, dass es nicht immer ratsam ist, so wie ich, tausend Dinge parallel zu erledigen.

Multitasking ist jedoch nicht nur schlecht für unsere Freundschaften, sondern auch für unseren Körper. Ganz besonders für unser Gehirn. So haben Wissenschaftler vom King's Psychiatry College in London herausgefunden, dass Multitasking auf Dauer für unser Gehirn schädlicher ist als der regelmäßige Konsum von Cannabis. Eine ziemlich harte Erkenntnis. Insbesondere wenn man sich überlegt, was das für uns Eltern bedeutet. Immer wieder versuchen wir unseren Kindern klarzumachen, dass Cannabis schädlich für ihre geistige Entwicklung, die Lunge, ihr Sozialverhalten ist. Zugleich suggerieren wir ihnen durch unser Verhalten, dass es völlig in Ordnung ist, dass wir während des Abwaschs noch schnell mit der Oma telefonieren oder mit einem Auge auf ihre Hausaufgaben schauen.

Forscher der Michigan State University haben herausgefunden, dass bei der Erledigung von komplexeren Aufgaben schon eine Unterbrechung von drei Sekunden ausreicht, um die Fehlerquote zu verdoppeln. Ein Ergebnis, das den Mythos des Multitaskings endgültig entkräftet. Erik Altmann, der Studienleiter dieser Studie, empfiehlt Arbeitgebern dementsprechend, eine möglichst störungsfreie Arbeitsumgebung zu schaffen. Allein schon in ihrem eigenen Interesse. Altmanns wichtigster Ratschlag ist: Handy aus! Vor allem, wenn wir arbeiten und es nicht benötigen. Denn das erhöht nicht nur unsere Konzentrationsfähigkeit, sondern verschafft uns auch jede Menge Zeit, die wir ansonsten mit Surfen und Chatten verschwenden. Wir alle wissen, wovon ich spreche.

Wenn wir uns in *Dharana* üben, tun wir unserem Geist somit gleich etwas doppelt Gutes: Wir entspannen ihn und helfen ihm dabei, sich auf das Wesentliche zu konzentrieren.

Auch im persönlichen Umgang miteinander ist *Dharana* eine absolute Bereicherung. Es zwingt uns dazu, unserem Gegenüber wirklich zuzuhören. Es zu sehen und sich mit dem, was es sagt, auch wirklich auseinanderzusetzen.

Ich persönlich bin in einer Zeit geboren, in der es noch keine Smartphones gab und wir uns persönlich oder am Telefon verbindlich verabreden mussten. Das war manchmal unangenehm, gerade wenn man den Bus verpasst hatte und wusste, dass man es zu seiner Verabredung nicht pünktlich schaffen würde. Andererseits war es auch unglaublich angenehm, weil es einen dazu zwang, bei seinen Vereinbarungen zu bleiben. Natürlich haben wir dadurch manchmal eine echt gute Party verpasst. Mein Mann wird sich wahrscheinlich bis ans Ende seines Lebens darüber ärgern, dass er mit seinen Freunden damals nicht nach Köln gefahren ist, um diese unbekannte Band aus Amerika namens Nirvana zu sehen. Heute würden ihm seine Freunde eine SMS schreiben, dass er sich so schnell wie möglich in den Zug setzen soll, wenn er das beste Konzert seines Lebens nicht verpassen will. Doch damals, Ende der 80er-Jahre, war so etwas noch nicht möglich, und so musste mein Mann sich mit dem nachträglichen Erlebnisbericht seiner Freunde zufriedengeben. Das Nirvana-Konzert ist eine verpasste Gelegenheit, der er bis heute nachtrauert. Doch geschehen ist geschehen. Und wenn man sich entschieden hat, dann muss man mit den Konsequenzen leben. Eine Lektion, die wir, die Pre-Internetgeneration, schon sehr früh gelernt haben.

Doch nicht nur das. Wir haben auch gelernt, mehr im Moment zu sein. Wir haben gelernt, den Geburtstag, das Konzert, den Abend mit Freund*innen in dem Moment zu genießen und mit all unseren Sinnen da zu sein, anstatt darüber nachzudenken, wo die nächste oder bessere Party ist, oder uns diese bessere Party auf Instagram anzuschauen. Vor allem haben wir den anderen noch mehr zugehört. Wir hatten kein Smartphone, auf das wir zwischendurch immer wieder schauen mussten, um uns zu vergewissern, dass wir auch nichts verpassen. Heute ertappe ich mich manchmal selbst bei diesem Verhalten. Doch erst nachdem meine Tochter mir völlig zu Recht vorgeworfen hat, dass ich immer mit einem Blick bei meinem Telefon bin, ist mir das so richtig bewusst geworden. Seitdem habe ich mir angewöhnt, mein Telefon so oft es geht zu Hause zu lassen. Gerade dann, wenn ich mich mit einer Freundin treffe, die ich schon lange nicht mehr gesehen habe, und es eigentlich in dem Moment nichts Wichtigeres gibt, als ihr zuzuhören. Und ich bin wirklich froh, dass vor zwölf Jahren, als meine Tochter geboren wurde, Smartphones noch nicht so verbreitet oder zumindest noch nicht so günstig waren. Heute sehe ich viele junge Mütter, die gleichzeitig mit ihrem Telefon beschäftigt sind und den Kinderwagen schieben. Natürlich ist der ständige Zugang zum Internet absolut verführerisch. Und natürlich sehnt man sich als Mutter manchmal nach Gesprächen, die nichts mit Windeln oder Brei zu tun haben. Das ist auch gut und richtig. Doch mit einem kurzen Blick auf unser Smartphone werden wir diese Sehnsucht nicht befriedigen können. Stattdessen sollten wir dem, was wir tun, unsere ganze Aufmerksamkeit und unser ganzes Herz widmen. Das ist das Gegenteil von Multitasking. Wir sollten uns, wenn wir mit unserem Kind durch den Park spazieren gehen, vollkommen auf seinen Blick einlassen und versuchen, unsere Umgebung zumindest für einen kurzen Moment aus den Augen unseres Kindes zu sehen. Danach können wir uns mit derselben Aufmerksamkeit, die wir zuvor unserem Kind geschenkt haben, dem widmen, was uns interessiert. Das mag ein Gespräch mit einer Freundin, ein Buch, ja sogar eine melodramatische Serie auf Netflix sein. So geben wir *Dharana* mehr Raum in unserem Alltag. Das wird nicht nur unsere Mitmenschen zufriedener stimmen, sondern auch uns selbst auf Dauer jede Menge Glück verschaffen. Einerseits, weil wir dadurch wieder enger mit unserer Umgebung und den Menschen, die uns nahestehen, verbunden sind, und andererseits, weil wir dadurch mehr *Sattva* (Reinheit/Harmonie) in unser Leben bringen. Und das ist, wie wir wissen, schließlich die Grundvoraussetzung, um mit unserem inneren Glück in Verbindung treten zu können.

Schritt VII:
Dhyana – Die Meditation

Nun sind wir schon bei Schritt Nummer sieben auf dem achtgliedrigen Yogaweg, bei *Dhyana* (Meditation), angekommen. Die meisten Leute denken bei Meditation an einen Menschen, der mit geschlossenen Augen ruhig auf einem Kissen sitzt und in sich hineinlächelt. Ein Bild, das interessanterweise nicht meiner Erfahrung entspricht. Bis wir *Dhyana* das erste Mal erleben, kann es Jahre dauern. Das ist die schlechte Nachricht. Die gute ist, dass wir, selbst wenn wir nicht sofort auf Wolke sieben zur Erleuchtung schweben, uns schon durch das Üben von *Dharana*, der Vorstufe zur Meditation, ein gutes Stück in Richtung der Wolke befördern können. So kommen wir, selbst wenn wir unser Leben lang auf der Vorstufe zur Meditation verweilen, unserem inneren Glück damit schon einen großen Schritt näher.

Dharana, *Dhyana* und *Samadhi* sind die letzten drei Stufen auf unserem achtgliedrigen Yogaweg. Sie sind im Gegensatz zu den vorherigen fünf, die unabhängig voneinander funktionieren, eng miteinander verknüpft und bauen aufeinander auf. Wir müssen folglich erst *Dharana* beherrschen, um *Dhyana* praktizieren zu können, wodurch wir wiederum *Samadhi*, die absolute Versenkung, spüren, der das achte und letzte Kapitel dieses ersten Teils gewidmet sein wird.

In *Dharana* versuchen wir, wie wir im letzten Kapitel bereits erfahren haben, unsere Sinne zurückzuziehen und durch die Fokussierung auf einen Gegenstand, ein Mantra oder den Atem unsere Gedanken zu beruhigen. Bedauerlicherweise reicht es nicht aus, wenn wir uns von unseren eigenen *Gunas*, den bösen Kräften, befreien. Unsere *Kleshas* (Leiden) werden nicht nur von uns selbst, sondern auch von unserer Außenwelt ordentlich gefüttert. Wir erinnern uns an den Abschnitt über *Pratyahara* und den Umgang mit den Sinnen. Deshalb trennen wir auch in einem ersten Schritt mit *Dharana* unsere *Gunas* schon einmal von ihrer Futterquelle.

Nun haben wir uns in Stufe eins von den äußeren *Gunas* befreit, haben aber immer noch unsere inneren *Gunas* am Bein, weshalb wir in der nächsten Stufe, *Dhyana*, versuchen, uns auch von ihnen zu lösen.

Doch das ist wesentlich schwieriger als *Dharana* zu praktizieren. Allein schon deshalb, weil wir unsere inneren *Gunas* nicht wie die äußeren durch einen dunklen, stillen Raum bewusst aussperren können. Trotzdem kann es uns gelingen. Oft jedoch nur für den Bruchteil einer Sekunde.

Im Zustand von *Dhyana* sind wir eins mit uns und unserer Wahrnehmung. Wir haben uns von bösen *Gunas*, *Tamus* und *Rajas* befreit und sehen die Welt mit unserem wahren, unveränderbaren Wesenskern. Unsere Affen sind ganz leise und wir gleiten über in *Samadhi*, die absolute Versenkung, in der alles so ist, wie es sein soll, und wir absolut glücklich sind. Eine wahrlich wundervolle Vorstellung.

Ich bin mir selbst nicht sicher, ob ich diesen Zustand bisher schon einmal erfahren habe. Aber manchmal, wenn ich nach der Yogastunde im Schneidersitz auf einem Klotz sitze und die Augen schließe, habe ich das Gefühl, dass alles um mich herum genau so gut ist, wie es ist, und dass ich alles, was ich für mein Glück brauche, schon in mir habe. Es ist ein Gefühl von Sattheit und Glück, das kaum in Worte zu fassen ist und das so viel größer ist als die Form der Zufriedenheit, die sich nach einem beruflichen Erfolg oder der Erfüllung eines materiellen Wunsches einstellt. Doch wie das mit dem Glück so ist: Sobald wir es spüren, ist es auch schon wieder weg. In meinem Alltag zehre ich jedoch sehr lange von diesem Gefühl. Und immer, wenn ich zum Yoga gehe, habe ich die Hoffnung, dass heute einer der Tage sein könnte, an dem sich dieses Gefühl einstellen wird.

Doch wie alle bisherigen Schritte auf unserem achtgliedrigen Yogaweg ist die Meditation nicht nur ein weiterer Schritt in Richtung Glück. Sie kann uns darüber hinaus im Alltag dabei helfen, besser mit körperlichen und seelischen Beschwerden umzugehen. Das haben zahlreiche wissenschaftliche Studien bewiesen.

Andreas Michaelsen, Professor für Klinische Naturheilkunde und Chefarzt am Immanuel Krankenhaus in Berlin, ist Experte auf diesem Gebiet. In seinem Bestseller *Heilen mit der Kraft der Natur* beschreibt er ausführlich, wie Naturheilverfahren die klassische Medizin ergänzen können. Zu diesen Verfahren gehören auch Yoga und Meditation. So kann letztere zum Beispiel sehr hilfreich sein, um mit krankheitsbedingten Schmerzen besser umzugehen. Ein Punkt, der gerade für Menschen, die unter chronischen Krankheiten leiden, besonders interessant sein kann.

Bei vielen Patienten mutiert die Krankheit zu ihrem Lebensinhalt. Ganz gleich, ob sie akute Schmerzen haben oder ob es ihnen verhältnismäßig gut geht: In ihren Gedanken sind sie nur bei ihrer Krankheit. Genau an diesem Punkt kommt die Meditation ins Spiel. Sie hilft den Menschen dabei, für einen kurzen Augenblick aus dem Leidenskreislauf auszubrechen. Dank der Meditation lernen die Patienten, sich nicht mehr auf ihre Krankheit und ihren Schmerz, sondern auf den Moment zu konzentrieren, in dem vielleicht alles gar nicht so schlimm ist, wie sie befürchten. Der akute Schmerz kann dadurch als weniger belastend empfunden und die schmerzfreien Momente können mehr genossen werden. Zudem hören sie durch die Fokussierung auf die Gegenwart für einen Moment auf, sich darüber Sorgen zu machen, was noch alles auf sie zukommen wird.

Ich selbst habe im Freundeskreis meiner Eltern erlebt, wie Menschen, die für ihr Alter noch fit und vital waren, sich jeden schönen Moment mit der Vorstellung über den schrecklichen Verlauf ihrer Arthrose oder Diabetes verdarben. Und das, obwohl ihnen kein Arzt gesagt hatte, was alles jemals eintreten könnte. Bei zum Beispiel kleineren Tumoren, ist nicht klar, ob man nicht, bevor der Tumor groß und aggressiv wird, an Altersschwäche sterben wird.

Die Fokussierung auf den Moment hält sie davon ab, jedes Ziehen im Körper als Beweis für das schnelle Fortschreiten ihrer Krankheit zu interpretieren oder sich andere beängstigende Zukunftsszenarien auszumalen. Die Patienten können durch Meditation lernen, den Moment so wahrzunehmen, wie er tatsächlich ist, und ihn vielleicht sogar genießen. Eine Herangehensweise, die übrigens auch bei der Geburt sehr hilfreich ist und die ich meinen schwangeren Schülerinnen seit Jahren versuche, näherzubringen. Denn auch während der Geburt können wir uns entscheiden, ob wir uns in den Schmerz der Wehen hineinsteigern, ob wir uns gegen die Wehen wehren und dadurch das Ganze noch schwieriger und schmerzhafter für uns gestalten oder ob wir uns auf die Geburt einlassen und darauf vertrauen, dass unser Körper weiß, was richtig für uns ist. Letzteres ist etwas, das modernen Frauen wie mir ganz besonders schwerfällt, weil wir gewohnt sind, unser ganzes Leben bis ins Detail zu planen. Doch es gibt Dinge im Leben wie Krankheit, Liebe oder Geburt, die sich nicht planen lassen.

Kein Arzt wird uns vorhersagen können, wie die Geburt unseres Kindes verlaufen wird. Selbst bei einem Kaiserschnitt nicht. Jede Frau und jedes Kind sind nun einmal verschieden. Mir waren die Informationen, die ich während unseres Geburtsvorbereitungskurses bekommen habe, schon zu viel. Ich habe von da an die Taktik »Keine Informationen sind die besten Informationen« angewandt. Ich bin mit dieser Taktik sehr gut gefahren. Eine Freundin von mir wiederum fand es beruhigender, so viel wie möglich über die Geburt nachzulesen. Eigentlich hätte sie nach der Entbindung ihres ersten Kindes auch gleich Gynäkologin werden können.

Für mich hingegen war die Strategie, alles auf mich zukommen zu lassen, die bessere. Die einzigen Dinge, die ich während meiner Schwangerschaft akribisch berücksichtigt habe, war, jeden Morgen meinen Bauch einzuölen und wöchentlich zum Yoga zu gehen. Wenn ich damals schon gewusst hätte, wie hilfreich das Yoga bei dem Umgang mit Schmerzen ist, wäre ich bestimmt viermal in der Woche ins Studio gegangen oder hätte für die Zeit der Schwangerschaft einen eigenen Yogalehrer engagiert. So aber habe ich erst während der Geburt meiner Tochter erfahren, wie sehr uns die Fokussierung auf den Moment und auf die Atmung dabei helfen kann, eine schmerzhafte Situation besser durchzustehen. Tatsächlich war das sogar einer der Gründe, weshalb ich Yogalehrerin geworden bin.

Ich kann mich noch genau an die Endphase der Geburt erinnern, die, wie alle Mütter wissen, besonders schmerzhaft ist. Das ist wahrscheinlich auch der Grund, warum sie Austreibungsphase genannt wird. Ich finde, man sollte sich dafür einen schöneren Namen ausdenken. Allein schon dieses Wort macht einer werdenden Mutter Angst.

Das Gute an den Wehen ist, dass sie nicht gleichbleibend schmerzhaft sind, sondern in Intervallen kommen. Man kann sich den Wehenschmerz wie eine Welle vorstellen, die nach und nach anschwillt, um dann, wenn sie an ihrem Höhepunkt angelangt ist, mit der gleichen Geschwindigkeit wieder abzuebben. Diese Wellenbewegung wiederholt sich so lange, bis das Kind auf der Welt ist und der Schmerz von einer Sekunde auf die andere wieder verschwindet.

Während der Geburt gibt es folglich immer wieder Momente, in denen wir vollkommen schmerzfrei sind. Doch da wir Menschen dazu neigen, mit unseren Gedanken in die

Vergangenheit oder Zukunft abzudriften, gelingt es den wenigsten Schwangeren, diesen schmerzfreien Moment zu genießen. Stattdessen denken sie daran, wie schrecklich und schmerzhaft die nächste Wehe sein wird, und erhöhen damit den eigenen Leidensdruck. Mir erging es wie den meisten Frauen, die ich kenne. Ich glaube, ich habe meine Hebamme mit der Frage, wann es endlich vorbei sein wird, in den Wahnsinn getrieben. Doch irgendwann, während ich schrie und presste, wurde mir klar, dass mein Köper sein Programm durchziehen würde. Ganz gleich, wie groß meine Schmerzen sein würden und wie sehr ich mich dagegen wehren würde. Doch immerhin konnte ich mich entscheiden, wie ich mit der Situation umgehen würde. Ob ich ein Drama machen, ich mich schon vorab in die nächste Wehe hineinsteigern oder ich durch die Fokussierung auf den Atem versuchen würde, die schmerzfreien Momente auch als solche wahrzunehmen. Zum Glück habe ich mich für Letzteres entschieden. Und siehe da: Plötzlich war alles ein Stückchen leichter. Nur fünf Minuten später war mein Kind auf der Welt.

Mir hat dieses Erlebnis vor Augen geführt, wie mir das Yoga dabei helfen kann, mit körperlichem Schmerz besser umzugehen. Ohne Nebenwirkungen.

Ich möchte an dieser Stelle nicht falsch verstanden werden: Ich bin sehr froh, dass wir heutzutage dank der modernen Medizin nicht mehr bei vollem Bewusstsein operiert werden müssen. Ich möchte mir gar nicht vorstellen, wie schmerzhaft es ist, wenn einem ohne Betäubung ein Zahn gezogen wird. Schmerzmittel sind gut und wichtig. Das heißt jedoch nicht, dass in manchen Fällen Yoga und Meditation nützliche Ergänzungen oder Alternativen sein können. Ein todkranker Mensch muss heutzutage dank der modernen Medizin zum Glück weniger Schmerzen ertragen. Doch bei der Verarbeitung des seelischen Schmerzes, der Angst vor dem Tod und der Trauer darüber, dass das Leben zu Ende geht, können Medikamente nur bedingt helfen.

Eine Studie, die unter der Leitung von Dr. Elisabeth Jentschke, Psychoonkologin im Interdisziplinären Zentrum Palliativmedizin des Universitätsklinikums Würzburg, durchgeführt wurde, hat ergeben, dass bei Krebskranken bereits nach acht Yogaeinheiten eine signifikante Verbesserung der Angstsymptome eintritt. An dem dortigen Klinikum werden deshalb für Tumorpatient*innen kostenfreie Yogastunden angeboten.

Für manche Patient*innen sind Yoga und Meditation jedoch die falschen Instrumente und kontraproduktiv. Ganz besonders für Menschen, die unter einer posttraumatischen Belastungsstörung leiden. Denn durch den Trancezustand, den wir in der Meditation erleben, kann bei ihnen das Trauma getriggert werden. Als Trigger bezeichnet man in der Medizin und Psychologie einen Reiz, eine Situation oder ein Gefühl, das jemanden bewusst oder unbewusst an einen Aspekt des ursprünglichen traumatischen Ereignisses erinnert. Dieser Trigger kann im schlimmsten Fall dazu führen, dass der Betroffene sich in die traumatische Situation zurückversetzt fühlt und sie mit all den damit verbundenen Ängsten und Schmerzen wiedererlebt. Das ist auch der

Grund, warum Menschen, die wie mein Vater im Krieg verschüttet wurden, unter Platzangst litten. Oder Menschen, die sich im Krieg auf der Flucht befanden, bei einem lauten Knall sofort zusammenzuckten.

Traumatisierte Menschen verbinden diesen Zustand der Meditation, den sie als »neben sich stehen« wahrnehmen, mit dem traumatischen Erlebnis, und wie wir aus unserem vorhergehenden Kapitel wissen, greifen Menschen in Gefahrensituationen unbewusst auf zwei Überlebensstrategien zurück: Flucht oder Kampf. Manchmal gibt es jedoch keinen konkreten Gegner, gegen den wir kämpfen können, und leider können wir auch nicht jeder gefährlichen Situation entkommen. In diesem Fall greifen wir auf Plan C zurück und verfallen in eine Schreckstarre. Eine Verhaltensweise, die in der Tierwelt immer noch gut funktioniert, da viele Beutetiere primär auf Bewegungen reagieren. Die Schockstarre erhöht somit also die Wahrscheinlichkeit, übersehen zu werden.

Wenn wir Menschen in eine Schockstarre verfallen, beginnen wir, uns von unserem Geist und unserem Körper zu trennen. Wir spalten uns von unseren Emotionen und unserem Körper ab und beginnen uns aufzulösen, um uns so vor den Schmerzen, denen wir nicht entfliehen können, so gut wie möglich zu schützen. Die Dissoziation, die Auflösung des eigenen Ichs, ist ein Schutzmechanismus, der eng mit dem Trauma verknüpft ist. Deshalb kann eine Wiederherstellung dieses Zustandes auch dazu führen, dass das Trauma getriggert wird und der Betroffene es in der Gegenwart erneut durchlebt.

Ich persönlich verzichte aus diesem Grund während meiner Yogaklassen, die speziell auf traumatisierte Frauen zugeschnitten sind, auf die Meditation – auch wenn ich normalerweise den Meditationsteil besonders liebe. Selbst in meinen regulären Yogastunden habe ich immer wieder erlebt, wie Schüler von ihren Gefühlen oder von wiedererlebten Erinnerungen in der Meditation überwältigt wurden. Vielleicht, weil sie besonders glücklich waren. Vielleicht, weil sich eine Emotion gelöst hat. Vielleicht aber auch, weil sie selbst traumatisiert sind. Das ist einer der Gründe, weshalb ich innerhalb meiner Klassen immer sehr umsichtig mit der Meditation umgehe und sie auch nur in fortgeschrittenen Klassen unterrichte.

Doch zurück zu dem achtgliedrigen Yogaweg und unserem Weg zum Glück, auf dem die Meditation eine sehr große Rolle spielt. Sie ist die Vorstufe zum letzten Schritt, *Samadhi*, der absoluten Versenkung.

Schritt VIII:
Samadhi – Die innere Freiheit

Nun sind wir tatsächlich beim letzten Schritt auf unserem achtgliedrigen Yogaweg, bei *Samadhi*, angekommen. Das Wort *Samadhi* leitet sich von dem Sanskrit-Wort *Sama* (die Ruhe) ab und kann als die vollständige Ruhe des Geistes übersetzt werden. Es ist der Zustand, den die meisten Menschen klischeehaft mit dem Yoga verbinden und der gern in Form eines Menschen dargestellt wird, der im Lotussitz über dem Boden schwebt.

Dieses Bild ist eine Veranschaulichung des Gefühls, das wir während der Meditation verspüren. Ich persönlich pendele immer noch zwischen *Dharana* und *Dhyana* hin und her und bin schon froh, wenn ich irgendwann eine Ahnung von *Samadhi* erfahren werde.

Laut Patañjali ist *Samadhi* der Zustand, in dem wir zu unserem eigentlichen Ich, unserem Wesenskern durchgedrungen sind. Wir haben uns von den bösen *Gunas* befreit und sehen die Welt nicht mehr durch die von den *Kleshas* getrübte *Citta*, sondern so, wie sie wirklich ist. Wir verspüren eine große Verbundenheit mit der Welt. Es gibt nichts mehr zu wollen, zu tun, zu denken oder zu verstehen. Ja, wir sind endlich wunschlos glücklich.

Wir alle sehnen uns nach solch einem Moment. Ich befürchte nur, dass die wenigsten diesen Zustand jemals erreichen werden, geschweige denn auf Dauer halten können.

Doch das muss uns nicht verzweifeln lassen. Wie immer ist der Weg das Ziel. So auch beim achtgliedrigen Yogaweg – oder gerade bei ihm. Denn die Anleitung zum Glück, die Patañjali in seinem *Yogasutra* schildert, ist kein stringenter Weg, den wir stumpf gehen und an dessen Ende wir eine Bescheinigung für dauerhaftes Glück in die Hand gedrückt bekommen.

Nein, mit dem achtgliedrigen Yogaweg und den darin vorgeschlagenen Schritten will Patañjali uns zeigen, dass wir unser Glück selbst in den Händen halten. Er will uns dazu ermutigen, die Verantwortung für uns und für unser Leben zu übernehmen, anstatt immer die Umstände oder das soziale Umfeld für unser Leid verantwortlich zu machen. Weder können wir andere Menschen dazu bringen, dass sie sich so verhalten, wie wir es uns wünschen, noch können wir uns unsere Lebensumstände immer aussuchen. Dafür können wir uns aber immer bewusst dafür entscheiden, wie wir uns anderen gegenüber verhalten und wie wir auf die gegebenen Situationen reagieren. Und da auf eine Aktion auch immer eine Reaktion folgt, nehmen wir auf diese Weise automatisch, ohne Druck und Stress, Einfluss auf das Verhalten der anderen.

Samadhi lässt sich im Gegensatz zu den restlichen Schritten des achtgliedrigen Yogaweges nicht eins zu eins auf unseren Alltag übertragen. Wir können uns leider nicht nach einem gestressten Arbeitstag mal so eben auf das Sofa setzen und uns in *Samadhi* versenken. Aber wir können uns in unserem Alltag immer wieder vergegenwärtigen, dass wir die Menschen und Dinge mit unserem subjektiven Blick betrachten. Dadurch können wir unsere eigene Sichtweise und unser Handeln kritisch infrage stellen. Eine solche Lebenseinstellung schenkt uns nicht nur Offenheit gegenüber der Meinung und der Lebensweise anderer, sondern erspart uns und unserem Umfeld auch jede Menge Stress. Zum einen, weil wir Menschen, die eine andere Meinung oder Haltung haben, nicht automatisch als unsere Gegner ansehen. Zum anderen, weil wir uns von dem Wunsch, die anderen nach unseren Werten und unserer persönlichen Vorstellung zu formen, verabschieden und uns damit jede Menge unnötige Arbeit und unnötigen Ärger ersparen. Oder wie hat mein Dozent an der Filmhochschule immer so schön gesagt? »Ihr dürft beim Schreiben einer Filmkritik dem Film nicht zum Vorwurf machen, dass es nicht der Film ist, den ihr gern gesehen hättet. Stattdessen müsst ihr darauf achten, was der Film sein will, ob er das, was er verspricht, am Ende auch einlöst.« Das Gleiche gilt für Menschen, die wir kennenlernen. Wir dürfen von Menschen, die in unser Leben treten, nicht erwarten, dass sie so sind, wie wir sie uns wünschen. Wir werden an jedem Menschen etwas finden, das uns stört. Auch an uns selbst. Und das ist auch gut und richtig.

Ich kann mir nichts Schlimmeres und Langweiligeres vorstellen als eine Freundin, die sich immer perfekt verhält. In ihrer Gegenwart würde ich mich nicht nur minderwertig fühlen, sondern ich würde diesem Menschen auch niemals meine Sorgen und Probleme anvertrauen. Das ist übrigens auch der Grund, warum ich den Spruch »Ich wäre gern noch mal XY Jahre alt, aber mit dem Wissen von heute« auch so unsinnig finde. Wer möchte schon mit zwanzig eine Freundin haben, die so vernünftig, vorausschauend und schlau wie eine Fünfzigjährige ist? Das Konzept von *Samadhi* lehrt uns, dass es den perfekten Mann, die perfekte beste Freundin niemals geben wird. Oder um es ganz simpel zu formulieren: Wir dürfen von Birnen nicht erwarten, dass sie nach Äpfeln schmecken.

Eine Einsicht, die vielen Menschen leider fehlt. Das muss eine Freundin von mir, deren Kind eine Waldorfschule besucht, an den Elternabenden immer wieder feststellen. Dazu muss ich sagen, dass die Tochter meiner Freundin eine unglaublich engagierte und tolle Lehrerin hat. Allerdings entspricht ihr Äußeres nicht gerade dem Klischeebild einer Waldorflehrerin. Statt wallenden Gewändern und hennagefärbten Haaren trägt sie prinzipiell nur Schwarz. Zudem hat sie jede Menge Piercings im Gesicht und wechselt ihre Haarfarbe ebenso schnell wie andere ihre Unterhosen. Sobald man eines ihrer selbst gemalten Tafelbilder gesehen hat, weiß man jedoch, dass ein wahrer Waldi in ihr steckt. Meine Freundin hat sie allein schon deshalb sofort in ihr Herz geschlossen, weil sie am ersten Schultag jedem Kind ein selbst gehäkeltes Säckchen mit gebrannten Mandeln geschenkt hat. »Wer das in seiner Freizeit macht, ist entweder verrückt oder liebt seinen Job abgöttisch«, sagt meine Freundin. Mit dieser Meinung steht sie nicht allein da. Neunundneunzig Prozent der Eltern sind einverstanden mit ihr. Nur eine einzige Mutter schafft es immer wieder, die gute Stimmung zu torpedieren. Ja, seit der ersten Klasse wünscht sie sich für ihre Tochter eine andere Lehrerin. Eine, die weder Piercings in der Nase trägt, noch in ihrer Freizeit »böse« Musik hört. Doch nimmt sie deshalb ihr Kind von der Schule und sucht sich eine Lehrerin, die ihrem Wunschbild entspricht? Natürlich nicht. Lieber nutzt sie jeden Elternabend dazu, um die Lehrerin und ihre Fähigkeiten vor den anderen Eltern infrage zu stellen. Dank diesen Verhaltens ist die Lehrerin nun kurz davor, die Klasse abzugeben. Denn auch wenn es gut und wichtig ist, Ratschläge und Ideen einzubringen, kann man von niemandem verlangen, dass er sich immer so verhält, wie man es sich wünscht. Erst recht nicht in einer Klasse mit über dreißig Kindern und mindestens sechzig Elternteilen, die alle eine andere Meinung haben. Ebenso wenig können wir von unserem Gegenüber verlangen, dass es nur, weil wir Technofans sind, seine Countrymusik-Sammlung aus dem Fenster wirft. Damit würde sich dieser Mensch komplett verbiegen und vorgeben etwas zu sein, was er gar nicht ist. Umso mehr wir einen anderen Menschen dazu drängen, sich nach unseren Wünschen zu verhalten, umso verschlossener wird er sich gegenüber Ideen zeigen, die wir einbringen. In diesem Punkt weiß ich sehr genau, wovon ich spreche. Ich bin ein sehr widerspenstiger Mensch, der sich schwer damit tut, Ratschläge von anderen anzunehmen. Selbst wenn sie sinnvoll sind. Dabei kann man Menschen ganz leicht und ohne Stress dazu bringen, sich freiwillig zu verändern. Und zwar ganz ohne Druck und ohne Stress. Nicht indem wir ihnen suggerieren, dass sie so, wie sie sind, falsch sind, sondern indem wir ihnen die Veränderung, die wir uns bei ihnen wünschen, selbst vorleben. Indem wir ihnen zeigen, welche Chancen diese Veränderung in sich birgt, und sie dadurch vielleicht dazu anregen, der ganzen Sache eine Chance zu geben. Genau das Gleiche versucht Patañjali mit der Schilderung des achtgliedrigen Yogawegs zu erreichen. Es geht ihm nicht darum, die Menschen in gut oder böse einzuteilen. Noch will er irgendjemanden dazu bekehren, ein*e Yogi*ni zu werden. Der achtgliedrige Yogaweg ist vielmehr ein Vorschlag. Er ist ein Beispiel dafür, wie wir das Glück in uns selbst finden können und das uns als Orientierung für unser eigenes Leben dienen kann. Zumindest dann, wenn wir bereit dazu sind, für uns und unsere Handlungsweisen Verantwortung zu übernehmen und unser eigener Guru werden.

Viele Menschen wollen jedoch keine Verantwortung für sich und ihr Leben übernehmen. Weshalb sie entweder alles auf die Umstände und die anderen Menschen schieben oder sich einen Coach, ein Idol oder einen Guru suchen. Und ganz gleich, ob sie sich einen Rosenkranz oder eine Malakette um den Hals hängen: Es geht immer darum, die Eigenverantwortung oder das Schicksal in die Hände eines anderen zu legen.

Der Dokumentarfilmer Vikram Gandhi nennt dieses Phänomen den »spirituellen Placeboeffekt«. Diesem hat er gleich einen ganzen Dokumentarfilm gewidmet: *Kumaré – Ein wahrer Film über einen falschen Propheten*. In diesem Film verwandelt sich der gebürtige Amerikaner in einen Guru, der aus einem fiktionalen indischen Dorf stammt. Dafür lässt sich der Dokumentarfilmer indischer Herkunft seine Haare und den Bart wachsen, schmeißt sich in ein wallendes rotes

Gewand, eignet sich den Akzent seiner indischen Oma an und läuft mit einem Stab durch die Gegend, an dem ein indisches Zeichen klebt. Schon ist aus dem hippen Vikram der spirituelle Führer Kumaré geworden. Und obwohl er allen Menschen, die in ihm den neuen spirituellen Führer sehen, immer wieder sagt, dass er nicht der ist, für den sie ihn halten, laufen sie ihm nach. Singen, ohne mit der Wimper zu zucken, Mantras, die er selbst erfunden hat, schmeißen sich ihm vor die Füße und sehen in der Meditation das blaue Licht, von dem er ihnen immer wieder erzählt. Eine Erfindung, ebenso wie alles andere. Doch niemand kommt auf die Idee, seine Kompetenz anzuzweifeln. Das liegt nicht nur daran, dass der Regisseur in seiner Rolle wirklich überzeugend ist, sondern auch daran, dass sich seine Schüler*innen einfach so sehr wünschen, dass er das ist, was er vorgibt zu sein, sodass sie erst gar nicht ihn und seine Kompetenz kritisch hinterfragen – selbst wenn viele von ihnen gebildet sind und in ihrem Berufsleben ein hohes Maß an Verantwortung übernehmen. Doch sie alle, ganz gleich, wo sie im Leben stehen, wünschen sich so sehr jemanden, der ihnen Hoffnung gibt und dabei hilft, ihr volles Potenzial auszuschöpfen. Sie wollen an ihren Guru glauben.

Am Ende des Filmes gibt er seine wahre Identität preis. Nur vier von vierzehn engen Anhänger*innen wenden sich daraufhin von ihm ab. Alle anderen bleiben ihm freundschaftlich verbunden, denn mit seinem Versuch hat er ihnen gezeigt, dass jeder seine eigene Spiritualität in sich trägt und es weder einen bestimmten Glauben noch einen bestimmten spirituellen Führer braucht, um diesen inneren

Kern in sich zu entdecken. Eine Überzeugung, die er mit Patañjali gemein hat. Denn all die Schritte, Verhaltensregeln, meditativen Übungen und Anregungen, die Patañjali uns mitgibt, verfolgen nur ein Ziel: Uns zu zeigen, dass wir den Schlüssel für unser Glück schon längst in den Händen halten. Wir müssen ihn nur zwischen dem ganzen anderen Kram endlich wiederfinden. Wenn uns das gelungen ist, dann werden wir irgendwann, ganz von allein, in *Samadhi* angekommen sein.

Die Stolpersteine auf dem Weg zum Glück

»Die wichtigste Stunde ist immer die Gegenwart.
Der bedeutendste Mensch ist der,
der Dir gerade gegenüber sitzt.
Das Notwendigste ist immer die Liebe.«

Meister Eckhart (1260–1328), Theologe und Philosoph

Die Antarayas

Jetzt wissen wir zwar, was wir tun müssen, um endlich glücklich zu werden. Doch wie bei allen Dingen im Leben ist auch dieser Weg mit einiger Anstrengung verbunden. Die meisten Menschen, inklusive mir, strengen sich nicht sonderlich gern an. Oder nur dann, wenn es notwendig ist. Weshalb wir auch das kleinste Hindernis als Ausrede verwenden, um einen eingeschlagenen Weg wieder abzubrechen. Ein Phänomen, auf das Fitnessstudios ihr komplettes Geschäftsmodell aufgebaut haben. Wie viele Menschen, die einen Fitnessstudiovertrag abgeschlossen haben, gehen auch regelmäßig dorthin? Zehn, zwanzig Prozent? Der Rest sind Karteileichen; Menschen, die zu Beginn eines Jahres hochmotiviert einen Vertrag abschließen und nach drei Besuchen bemerken, dass es mit dem Sixpack nicht so schnell geht wie gedacht. Das habe ich alles selbst schon gemacht. Doch habe ich mir meine Faulheit eingestanden? Nein, ich habe zahlreiche Ausreden gefunden und das Thema Sport auf meiner Prioritätenliste ganz weit nach unten gesetzt. In diesem Punkt bin ich wirklich sehr kreativ. Dabei war ich in den meisten Fällen schlicht und ergreifend zu faul, um hinzugehen. Im Grunde meines Herzens wusste ich das. Ich wollte es mir nur nicht eingestehen. Dieses Eingeständnis hätte bedeutet, dass ich für meine fehlende Fitness selbst verantwortlich bin und weder mein stressiger Job, der Alltag als Mutter, noch mein krummer Zeh Schuld daran sind.

Eine Einsicht, die wiederum mein Selbstbild infrage gestellt hätte. Nach diesem bin ich eine erfolgreiche Mutter, die sich neben Job und Kind auch noch ganz nebenbei ein Sixpack antrainiert.

Patañjali nennt diese Ausreden, mit denen wir uns immer wieder ausbremsen, die Antarayas (Hindernisse). Davon gibt es leider nicht nur zwei oder drei, sondern gleich neun, die da wären: *Vyadhi* (Krankheit), *Styana* (Trägheit), *Samshaya* (Zweifel), *Avirati* (Abgelenktheit), *Pramada* (Hast), *Alasya* (Faulheit), *Bhrantidarshana* (Fehleinschätzung), *Alabdhabhumikatva* (Ziellosigkeit) und *Anavasthiatva* (Unbeständigkeit). Dies sind Eigenschaften und Gefühle, die wir alle nur zu Genüge kennen und die auch Tausende Jahre nach Patañjalis Ableben der Grund dafür sind, dass wir nicht das Leben führen, das wir uns wünschen. Ein Grund mehr, um sich diese Hindernisse auf unserem Weg zum Glück ein bisschen genauer anzusehen.

Vyadhi – Krankheit

Jeder Mensch empfindet eine Krankheit als Einschränkung seiner Lebensqualität. Ganz besonders, wenn sie mit Schmerzen verbunden ist. Zudem zwingen uns manche Krankheiten dazu, auf lieb gewonnene Gewohnheiten wie das Stück Torte oder den Kaffee am Nachmittag zu verzichten. Die erste Reaktion auf die Diagnose einer Krankheit ist deshalb in den meisten Fällen Wut und Verzweiflung, was absolut menschlich und verständlich ist. Das darf aber nicht unser weiteres Leben bestimmen, denn ansonsten werden wir den Blick für die schönen Momente verlieren.

Es geht folglich wie immer darum, wie wir mit der Situation umgehen: Ob wir uns auf die negativen Aspekte unserer Krankheit fokussieren oder ob wir versuchen, im Schlechten das Gute zu sehen, und uns darüber freuen, dass das Glas nicht ganz leer, sondern noch halbvoll ist. Eine Sichtweise, mit der die wenigsten von uns auf die Welt gekommen sind, die sich jedoch leicht trainieren und in das Leben integrieren lässt. Das konnte ich kürzlich selbst erst wieder erleben.

Ich praktiziere schon sehr lange Yoga. Das heißt leider nicht, dass ich vom Kopfstand in die Krähe und wie von Zauberhand wieder zurück in die schiefe Ebene springen kann. Nein, ich brauche dafür mehrere Anläufe und selbst dann sieht es alles andere als elegant aus. Ich befürchte, die meisten haben beim Zusehen Angst, dass ich mich verletzen könnte. Ich sollte es bleiben lassen, doch das will mein Ego nicht. Leider bin ich nicht nur ehrgeizig, sondern habe auch schon seit Längerem die magische Vierzig überschritten – womit ich offiziell zu den Frauen mittleren Alters zähle. Damit nimmt die Wahrscheinlichkeit, dass ich mich bei besonders waghalsigen Posen verletze, kontinuierlich zu. Eine Gefahr, um die ich weiß. Theoretisch. Doch mein Ego hört nicht so gern auf mich. Deshalb habe ich mich vor einiger Zeit beim Üben einer waghalsigen Abfolge auch ordentlich verletzt. Das Geräusch, das meine Kniesehnen gemacht haben, als ich mich vom Pflug direkt in die Vorbeuge begeben habe, werde ich mein Leben lang nicht vergessen. Man sollte mit Anfang vierzig im Grunde nicht mehr versuchen, seinen Oberkörper während einer Grätsche auf den

Boden zu bringen. Auch dann nicht, wenn es der eigenen Tochter mühelos gelingt.

Natürlich ist das ausgerechnet eine Woche vor den Weihnachtsferien geschehen. Eine Zeit, in der ich normalerweise jeden Tag zu einer Yogaklasse gehe. Das ist ein Luxus, den ich sehr genieße und auf den ich, störrisch wie ich bin, natürlich nicht verzichten wollte. Verletzung hin oder her. Als Yogalehrerin, so dachte ich, werde ich das schon irgendwie wegstecken. Das war zumindest die Theorie, die ich mir zurechtgelegt hatte.

Es kam, wie es kommen musste. Wider besseren Wissens ging ich zum Yoga. Und während ich beschwingt von der Vorbeuge in den herabschauenden Hund sprang, machte es »peng!«. Meine Kniesehne war komplett gerissen.

Schlussendlich habe ich mit meiner Ungeduld die dreimonatige Schonungsphase auf zwölf Monate ausgedehnt. Und das nur, weil ich nicht akzeptieren wollte, dass ich verletzt bin.

Diese zwölf Monate waren keine leichte Zeit für mich. Ich war zum Zeitpunkt meiner Verletzung gerade dabei gewesen, bestimmte Posen zu lernen, von denen ich Jahre zuvor nur geträumt hatte. Doch damit war von jetzt auf gleich Schluss. Ganz gleich, ob ich wollte oder nicht: Mein Körper weigerte sich mitzumachen. Das gefiel mir, Kopfmensch, der ich bin, natürlich überhaupt nicht. Es war das erste Mal in meinem Leben, dass mein Körper nicht funktionierte. Meine Laune war dementsprechend schlecht. Darunter mussten auch mein Mann und meine Tochter leiden.

Irgendwann bemerkte ich, dass diese Verletzung, sosehr sie mir auf die Nerven ging, auch ihre guten Seiten hatte. Ich begann mich aufgrund meiner körperlichen Einschränkung wieder mehr auf den Atem und die Meditation zu fokussieren, yogische Praktiken, die ich vor lauter Asana-Praxis vernachlässigt hatte. So hat mir der Riss meiner Kniesehne im Endeffekt dabei geholfen, die Kraft des Atems und seine Fähigkeit, uns mit dem Moment zu verbinden, wiederzuentdecken. Vor lauter Ehrgeiz und dem Drang, endlich auf zwei Händen stehen zu können, hatte ich diesen Aspekt komplett vergessen. Dieses Beispiel zeigt erneut, dass es immer darauf ankommt, wie wir die Dinge sehen: Ob wir eine Verletzung als eine Strafe ansehen oder als Chance.

Natürlich ist es relativ einfach, eine schnöde Knieverletzung als eine Chance zu sehen. Bei einer schweren Krankheit sieht das schon wieder ganz anders aus, und niemand wird uns sagen können, ob wir im Fall der Fälle die Größe besitzen werden, positiv damit umzugehen. Es bleibt zu hoffen, dass wir uns mit diesem Problem niemals auseinandersetzen müssen. Falls doch, wünsche ich mir, dass es mir gelingen wird, meinen Blick trotz Krankheit und Schmerz auf die schönen Dinge zu lenken. So wie es dem spirituellen Lehrer Ram Dass gelungen ist.

Ram Dass alias Richard Alpert wurde 1931 in den USA geboren und war bis in die 60er-Jahre als Psychologieprofessor an der Universität Harvard tätig. Gemeinsam mit anderen prominenten Forschern wie Timothy Leary und Aldous Huxley forschte er über die therapeutische Wirkung von halluzinogenen Drogen. 1963 wurden Leary und Ram Dass aufgrund ihrer kontrovers diskutierten Experimente der Universität verwiesen. Daraufhin begann Alpert, sich intensiv mit Yoga und Meditation zu beschäftigen. In Indien lernte er Neem Karoli Baba, einen hinduistischen Guru, kennen und wurde zu einem seiner größten Anhänger. Nach seiner Rückkehr in die USA widmete er sich der Verbreitung der spirituellen Praxis. Er ist Mitbegründer mehrerer karitativer Organisationen, wie der Seva Foundation, die sich der Vorbeugung von Blindheit und anderen Sehstörungen widmet.

1997 erlitt Ram Dass einen Schlaganfall, der eine Lähmung und eine schwere Schädigung seines Sprachvermögens nach sich zog. Ein harter Schlag, durch den der umtriebige spirituelle Lehrer von einem Tag auf den anderen gezwungen war, sein gewohntes Leben als Globetrotter an den Nagel zu hängen. Das stürzte ihn in eine tiefe psychische Krise.

Warum ich? Womit habe ich das verdient? Was habe ich falsch gemacht, dass ich mit einer solchen Krankheit bestraft werde? Das sind die Fragen, die sich alle Menschen stellen, wenn etwas Schreckliches passiert. Wenn uns unser Mann nach dreißig Jahren Ehe wegen einer zwanzig Jahre jüngeren Frau verlässt oder wir erfahren, dass wir an einer tödlichen Krankheit leiden. Dass solche Gedanken aufkommen, ist verständlich und menschlich, und es ist sinnlos, sie zu unterdrücken. Entscheidend für unser Lebensglück ist jedoch, wie wir im Weiteren damit umgehen. Ob wir uns von diesen Fragen bestimmen lassen und dadurch den Blick für das Schöne verlieren. Oder ob wir uns, und damit kommen wieder Patañjali und das erste Antaraya Vyadhi ins Spiel, aus der Opferperspektive befreien und uns bewusst dazu entscheiden, das Gute an dieser Situation zu sehen. Auch wenn uns das zu Beginn sicher schwerfallen wird.

Ram Dass ist das gelungen. Mehr noch: Er hat den Spieß umgedreht und angefangen, seinen Schlaganfall als ein Geschenk und nicht als eine Strafe anzusehen. Die fehlende Mobilität gab ihm endlich die Zeit und Muße, um noch tiefer in sein Inneres vorzudringen. Zu dem Ort, an dem laut Patañjali unser Glück sitzt und den wir vor lauter Ablenkung und Affengebrüll im normalen Alltag nicht mehr finden können.

Ich bin nicht sicher, ob ich, wenn ich an einer derart schweren körperlichen Einschränkung leiden würde, meine Situation so positiv sehen könnte. Und wenn ich ehrlich bin, habe ich mich mit Ram Dass' extrem positiver Haltung zu Beginn sehr schwergetan. Denn der Gedanke, einen Schlaganfall als ein Geschenk Gottes zu sehen, war mir, einem Menschen, der sich extrem über seine körperliche Fitness definiert, absolut fremd.

Dann habe ich die Dokumentation *Ram Dass – Going Home* gesehen. Danach musste ich meine Meinung revidieren. In dem Film sieht man keinen medienaffinen Menschen, der versucht, mit seiner Krankheit noch einen letzten Rest Aufmerksamkeit auf sich zu ziehen. Man sieht einen strahlenden, glücklichen Mann, der sein Leben und die Welt trotz seiner körperlichen Einschränkung sichtlich genießt. Ein Mensch, der bei sich angekommen ist und sich nach nichts weiterem mehr sehnt. Man sieht jemanden, der es scheinbar tatsächlich geschafft hat, die Welt nur noch mit seinem glücklichen Wesenskern zu sehen.

Mich hat dieser Anblick tief bewegt. Und zugleich beschämt. Er hat mir vor Augen geführt, wie wenig wir eigentlich benötigen, um glücklich zu sein, und zugleich gezeigt, wie sehr ich mich noch immer von meinen alltäglichen Sorgen vom Wesentlichen ablenken lasse. Das soll nicht heißen, dass Sorgen und Ängste in unserem Leben keine Berechtigung haben. Doch es schadet nicht, wenn wir hin und wieder einen kurzen Realitätscheck vornehmen und uns fragen, ob unsere eigenen Sorgen wirklich existenziell sind. In neunundneunzig Prozent der Fälle sind sie das nämlich nicht. Natürlich ist es mehr als ärgerlich, wenn unser Auto gestohlen wird, aber sterben werden wir daran ganz sicher nicht. Ja, vielleicht bringt uns der Verlust unseres Autos auch dazu, endlich wieder mehr mit dem Fahrrad zu fahren. Eine Aktivität, die schon lange auf unserer Agenda steht, für die wir aber, solange wir ein Auto hatten, schlicht und ergreifend zu träge gewesen sind. Trotzdem lassen wir uns von solchen Missgeschicken, die zum Leben nun mal dazugehören, immer wieder unseren Alltag vermiesen.

Ram Dass hat anders gehandelt. Er hat die Verantwortung für sein Leben und sein Glück selbst in die Hand genommen. Dadurch ist es ihm gelungen, seine Krankheit als eine Chance zu sehen. Ein wahrlich großer Schritt, der zeigt, dass der Schlüssel zum Glück, ganz gleich, was geschieht, eben immer in unserer eigenen Hand liegt. Das wusste der weise Patañjali bereits vor Tausenden von Jahren. Ebenso wusste er, dass die Trägheit auf unserem Weg zum Glück ein weiteres großes Hindernis darstellt.

Styana – Trägheit

Wenn Patañjali von *Styana* als Hindernis spricht, meint er natürlich nicht, dass wir uns den ganzen Tag mit schwierigen mathematischen oder philosophischen Fragen beschäftigen sollten. Auch wenn das für unser Gehirn sicher sehr förderlich wäre. Ich bin sicher, dass die Kreuzworträtselleidenschaft meiner Oma der Grund dafür war, dass sie geistig so lange fit geblieben ist. In diesem Punkt ist sie mir ein wahres Vorbild, denn dadurch hat sie sich eine geistige Flexibilität bewahrt, die vielen Menschen, die älter werden, abhandenkommt. Mit zunehmendem Alter kann ich auch bei mir selber feststellen, dass ich weniger flexibel werde. Dabei habe ich mir als junge Frau geschworen, in meinem Denken und Handeln niemals so festgefahren zu werden, wie es meine Eltern und Großeltern gewesen sind.

Immer häufiger erwische ich mich jedoch dabei, wie ich Denkanstöße von außen ablehne. Nur weil ich zu faul oder nicht gewillt bin, meine eigene Sichtweise infrage zu stellen. Diese Verhaltensweise ist ungut und doch leider sehr weit verbreitet. Interessanterweise gerade bei denjenigen, die sich so wie ich über den Konservatismus ihrer Eltern aufgeregt haben. Das ist mir bei einem Essen mit Freunden wieder besonders aufgefallen. Wie immer wurde über alles Mögliche geredet: das Wetter, die aktuelle politische Lage, der letzte Urlaub. Und irgendwann kamen wir auch auf die heutige Jugend zu sprechen. Allein schon bei dieser Bezeichnung stellen sich mir meine Nackenhaare auf und ich fühle mich direkt an den Esstisch meiner Kindheit zurückversetzt, an dem meine Oma sich bei meinen Eltern lautstark über die »Undankbarkeit der heutigen Jugend« beschwert hatte. Wenn ich einmal in ihrem Alter sein würde, schwor ich mir, werde ich niemals so abfällig über junge Menschen reden. Und auch wenn ich nicht alles toll finde, was die Anfang Zwanzigjährigen heute so treiben, und manchmal überaus genervt von ihnen bin, versuche ich mich an dieses Versprechen zu halten. »Die glotzen alle nur noch auf ihr Smartphone«, »Die wissen doch gar nicht mehr, was es heißt, sich zu bewegen«, waren nur einige der Sätze, die während des Essens gefallen sind. Als ich wagte zu sagen, dass unsere Eltern das Gleiche über uns gesagt haben und dass dieses Generationenbashing ein altbekannter Abwehrmechanismus auf Veränderungen ist, fuhren mir alle sofort heftig über den Mund. Mit der neuen Generation, so sagten sie, sei dieses Mal Hopfen und Malz verloren. Ebenfalls ein altbekanntes Argument, das ich schon von meinen Eltern gehört habe und das nur ein Zeichen dafür ist, wie ausgeprägt das *Klesha Abhinivesha* (die Angst) bei uns ist. Diese Angst kann nur überwunden werden, wenn wir uns Patañjalis Ratschlag zu Herzen nehmen und uns eine Offenheit und Flexibilität im Geiste bewahren. Denn ansonsten wird es weder bei uns selbst noch in unserem Umfeld zu einer Weiterentwicklung kommen.

»So haben wir das schon immer gemacht«, ist eine Standardantwort, die wir zu hören bekommen, wenn wir eingefahrene Prozesse infrage stellen. Dabei sind die meisten Menschen nur zu träge, um etwas an dem Prozess und ihrer Denkweise zu ändern. Das führt zu schlechter Stimmung und dem Bremsen von positivem Aktivismus. Insbesondere bei denen, die mit frischem Elan dazugekommen sind und wie die jungen Menschen bei Fridays For Future oder der Umweltbewegung Extinction Rebellion alles dafür tun würden, um unseren Planeten zu retten. Zudem verhindert es, dass sich Vereine oder alteingesessene Parteien zeitgemäß weiterentwickeln.

Ich bin selbst eine Waldorfschülerin und konnte entsprechende Erfahrungen während meiner Schulzeit machen. Ich hatte allerdings das Glück, dass meine Eltern keine extremen Anthroposophen waren. Deshalb durfte ich zum Glück sowohl fernsehen als auch mit Barbies spielen. Beides hat mir nicht geschadet. Ich hatte aber auch Freund*innen, deren Geburtstagskuchen nur mit Nüssen und nie mit Schokolinsen verziert gewesen waren. Das führte dazu, dass sie bei *meinen* Kindergeburtstagen so viel Kuchen aßen, dass sie sich übergeben mussten. Das hielt sie aber nicht davon ab, sich noch schnell, bevor es nach Hause ging, heimlich Süßigkeiten in die Tasche zu stecken. Ich durfte übrigens immer so viele Süßigkeiten essen, wie ich wollte. Das hat dazu geführt, dass ich heute, wenn es hochkommt, eine Tafel Schokolade im Jahr verzehre. Bei meiner Tochter ist es übrigens ganz genauso. Mit dem Fernsehschauen war es das Gleiche: Das Erste, was sie mich gefragt haben, nachdem sie durch unsere Haustür getreten waren, war:

»Wo ist denn euer Fernseher?«, was so viel hieß wie: »Wann können wir endlich die Glotze einschalten?« Dabei wollte ich doch einfach nur mit meinen Freunden spielen. Ich weiß also aus Erfahrung, dass viele Regeln kontraproduktiv sind und Verbote häufig nur zu einem gesteigerten Interesse an dem Verbotenen führen. Grundsätzlich soll man sich immer wieder die Zeit nehmen, um gewisse Herangehensweisen und Verbote infrage zu stellen. Vor allem, wenn es sich um Konzepte handelt, die über einhundert Jahre alt sind und die in einer Zeit entwickelt wurden, in der es noch nicht unsere Medien gegeben hat. Ich kann mir vorstellen, dass Rudolf Steiner entsetzt darüber wäre, welche veralteten Ansichten und Praktiken an der Waldorfschule betrieben werden. Steiner war ein Kind seiner Zeit. Er war in seinem Denken in keiner Weise eingefahren, sondern hat viele Einflüsse, die am Anfang des 20. Jahrhunderts im Raum schwebten, in seine Philosophie einfließen lassen. Er war also alles andere als geistig träge. Und wenn er eine Zeitreise in unsere heutige Zeit hätte machen können, wer weiß? Vielleicht wäre er von den Möglichkeiten der heutigen Medienlandschaft so begeistert gewesen, dass er gleich ein Dutzend Laptops für die Waldorfschulen bestellt hätte. Denn Steiner besaß eine geistige Flexibilität, die vielen Anthroposophen heute fehlt. Statt offen für neue Einflüsse und Konzepte zu sein, zitieren sie aus veralteten Texten über Erziehung und beharren darauf, dass diese verstaubten Sichtweisen und Regeln strikt einzuhalten sind. Ein Verhalten, das deutlich macht, wie sehr sie von dem *Klesha Abhinivesha* (die Angst) bestimmt und wie weit sie noch davon entfernt sind, die Welt in ihrem Wesenskern zu sehen.

In diesem Punkt sind sich die Anthroposophen und die Yogi*nis leider sehr ähnlich. Sehr viele Yogi*nis neigen dazu, die alten yogischen Schriften und ihre Ideen eins zu eins auf unsere heutige Zeit zu übertragen. Etwas, das ganz sicher nicht in Patañjalis Sinn gewesen wäre. Warum sollte er die geistige Trägheit sonst als ein großes Hindernis bezeichnen?

Patañjali weiß, dass wir nur dann glücklich werden können, wenn wir uns eine gewisse geistige Offenheit bewahren. Für neue Menschen und für neue Ideen. Weshalb ich mich, je älter ich werde, umso mehr dazu zwinge, für neue Impulse offenzubleiben, denn ich kann mir nichts Schlimmeres vorstellen, als genauso zu werden wie die diejenigen, auf die ich in meiner Pubertät immer geschimpft habe.

Das fällt mir nicht immer leicht, denn natürlich passt es meinem Ego nicht in den Kram, dass jemand etwas besser kann oder schneller versteht. Erst recht nicht, wenn er zwanzig Jahre weniger Lebenserfahrung auf dem Buckel hat als ich. Hier sollte ich noch ordentlich an meinem *Klesha Asmita* (das Ego) arbeiten. Denn was bringt es mir, wenn ich mich neuem Input verschließe? Nichts. Ganz im Gegenteil: Ich lasse mir die Chance entgehen, mich weiterzuentwickeln.

Patañjali weiß, wie verdammt schwierig das mit der Offenheit ist, und hat uns gleich vier Eigenschaften mit auf den Weg gegeben, die uns dabei helfen sollen, geistig offen und flexibel zu bleiben: *Maitri* (Wohlwollen/Liebe), *Karuna* (Mitgefühl), *Mudita* (Mitfreude) und *Upeksha* (Geduld/Nachsicht).

Mit der Nachsicht habe ich zum Glück keine großen Probleme. Ich bin alles Mögliche, aber ganz sicher nicht nachtragend. Wenn sich jemand bei mir für etwas entschuldigt, dann ist es vergessen. Ich habe selbst schon so viel Mist in meinem Leben angestellt, dass es anmaßend wäre, wenn ich anderen deswegen Vorhaltungen machen würde.

Dafür habe ich mit der Geduld umso größere Probleme. Ich werde schon verrückt, wenn mein Mann, sobald ich ihn um etwas bitte, mir mit »gleich« antwortet. Denn ich möchte nicht, dass die Dinge »gleich« erledigt werden, sondern »sofort«. In der Sekunde, in der ich darum bitte. Und auch wenn ich dank des Yogas schon etwas besser darin geworden bin, gehört die Geduld eindeutig nicht zu meinen Stärken. Dabei weiß ich, wie wichtig es ist, sich in Geduld zu üben. Denn ich habe schon oft genug einen Fehler begangen, weil ich mein eigenes Tempo überschätzt und eine Idee zu schnell in die Tat umgesetzt habe. Viele Menschen verwechseln meinen Hang, Vorhaben ohne große Bedenken direkt in die Tat umzusetzen, mit Mut. Dabei bin ich gar nicht so mutig, wie es scheint, sondern schlicht und ergreifend zu ungeduldig, um zu warten, bis es jemand anderes in die Hand nimmt. Also mache ich es selbst.

Natürlich ist das in vielen Momenten hilfreich. Wenn ich nicht so ungeduldig wäre, hätte ich zum Beispiel niemals eine gemeinnützige Organisation gegründet. Doch ich habe im Zuge meiner Arbeit bei *Citizen2be* auch gemerkt, dass Ungeduld in vielen Fällen, zum Beispiel wenn man meinen Antrag oder eine Steuererklärung abgibt, nur noch mehr Arbeit nach sich zieht. Auch die Zusammenarbeit mit meinem Team hat mich gelehrt, dass es für niemanden hilfreich ist, wenn ich ungeduldig werde. Ich habe gelernt, den Rhythmus der anderen zu respektieren und ihnen die Zeit zu lassen, die sie benötigen, um eine Aufgabe zu erledigen. Das treibt mich manchmal noch immer in den Wahnsinn. Doch anstatt immer entnervter zu werden oder vor Ungeduld aus der Haut zu fahren, setze ich mich auf ein Kissen und beginne zu atmen. So lange, bis es besser wird. Selbst wenn es eine halbe Stunde dauert. Denn ich weiß, dass es nichts bringen wird, wenn ich einer anderen Person mein Timing aufzwinge. Im Gegenteil: Ich werde sie dadurch lediglich in eine Abwehrhaltung drängen und dadurch den ganzen Prozess nur noch mehr in die Länge ziehen. Wir erreichen mit unserer Ungeduld also häufig genau das Gegenteil. Deshalb versuche ich mittlerweile, die Kontrolle abzugeben, und vertraue darauf, dass alle in meinem Team ihre Aufgaben in ihrem jeweiligen Tempo gut erledigen. Leicht fällt mir das nicht. Aber Einsicht ist der erste Schritt. Vermutlich werde ich auch mit diesem Hindernis auf dem Weg zum Glück, Samshaya (Selbstzweifeln), noch lange zu kämpfen haben.

Samshaya – Zweifel

Ich bin im Grunde kein unsicherer Mensch und zum Glück mit einem gesunden Selbstbewusstsein ausgestattet. Weder bin ich zu schüchtern, um meine Meinung in aller Öffentlichkeit zu äußern, noch lasse ich mich leicht zu etwas überreden, was ich nicht machen möchte. Kein Wunder, wenn man bedenkt, dass der erste Satz in meinem Leben »Nein, ich sage Nein!« gewesen ist. Das sagt zumindest meine Mutter, und Mütter haben ja immer recht. Ich gehöre folglich nicht zu der Sorte Menschen, die mit ihrer Meinung hinter dem Berg halten. Das ist einerseits sehr gut, weil ich dadurch erst keine Missverständnisse entstehen lasse. Andererseits ist es aber auch furchtbar anstrengend. Denn wer standhaft seine Meinung vertritt, der bekommt in Diskussionen auch immer ordentlich Gegenwind.

Vor jedem Elternabend sage ich mir: »Heute hältst du dich zurück. Heute machst du es wie Person XY, sagst nichts und lässt die anderen diskutieren.«

Wie oft hat das funktioniert? Noch nie. Und das wird es auch nicht, denn ich kann mich einfach nicht zurückhalten. Wenn mir etwas nicht gefällt oder ich das Gefühl habe, dass jemand schlecht behandelt wird, muss ich das Wort ergreifen. An guten Tagen kann ich mit meiner vorschnellen Art sehr gut umgehen. Ebenso wie mit dem Gegenwind. An schlechten Tagen jedoch lege ich mich nach einer heftigen Auseinandersetzung müde ins Bett und verbringe die nächsten Stunden damit, an mir selbst zu zweifeln.

Natürlich ist es per se gut und richtig, wenn man den eigenen Standpunkt hinterfragt. Doch es darf nicht so weit gehen, dass man sich und seine Kompetenzen komplett infrage stellt. Dann wird das gesunde Hinterfragen nämlich zum dritten Hindernis auf unserem Weg zum Glück: *Samshaya* (Zweifel).

Jeder Mensch hegt Selbstzweifel. Wahrscheinlich sogar der Dalai Lama. Die Frage ist jedoch, wie wir damit umgehen. Wir können uns in den Zweifel hineinsteigern und ihm damit noch mehr Raum geben. Vorsicht! *Klesha*! Oder wir können ihn uns in Ruhe anschauen und uns mit klarem Kopf fragen, ob etwas an ihm dran ist oder nicht. Und dann können wir ihn auch wieder ziehen lassen, selbst wenn er begründet ist. Was hilft es uns, wenn wir uns stundenlang darüber ärgern, dass der Text, den wir abgegeben haben, nicht gelungen war? Nichts.

Trotzdem zweifeln wir immer wieder. Auch ich. Ja, an manchen Tagen kann mich ein schlechtes Feedback oder der Kommentar einer Freundin so hart treffen, dass ich in einen Strudel des Zweifelns gerate und alles infrage stelle: meine Karriere, mein Yoga-Dasein, meine Beziehung zu meinem Mann und die zu meinem Kind. Alles erscheint mir in diesen Momenten nicht so, wie es sein sollte. Man könnte auch sagen, dass meine Zweifel in diesem Fall sehr stark von dem *Guna Tamas* (Dunkelheit) geprägt sind. Es ist die Sorte Zweifel, die uns einredet, dass unsere Träume viel zu vermessen sind, und dazu führt, dass wir noch nicht ein mal versuchen, sie zu verwirklichen.

Auch ich habe solche Zweifel. Doch ich habe das Glück, dass sie sich bei mir erst einstellen, nachdem ich etwas begonnen habe. Und da mir meine Eltern beigebracht haben, dass man Dinge, die man angefangen hat, auch zu Ende bringt, kann ich gar nicht anders als weitermachen. Ganz gleich, wie groß meine Selbstzweifel sind. Zudem habe ich das Glück, dass ich in meinem Leben schon so oft gescheitert bin, dass ich die Angst vor dem Scheitern verloren habe. Es ist für mich quasi wie Zähneputzen. Dank dieser Routine im Scheitern weiß ich auch, dass es immer weitergeht. Meistens sogar schneller und besser als man denkt.

Ich persönlich finde, dass das Scheitern einen viel zu schlechten Ruf hat. Gerade in Deutschland. Hier wird nur denjenigen, die erfolgreich sind, auf die Schulter geklopft und gratuliert. Wohingegen diejenigen, die mit einer Idee gegen die Wand fahren, den Stempel Versager auf die Stirn gedrückt bekommen. Ganz gleich, wie erfolgreich sie später sind. Das gescheiterte Projekt wird sie ihr Leben lang verfolgen.

In den USA ist der Umgang mit dem Scheitern ein ganz anderer. Dort wird jeder Versuch, etwas auf die Beine zu stellen, per se erst einmal gewürdigt. Ganz gleich, ob er schlussendlich erfolgreich ist. Eine Sichtweise, die nicht nur sehr viel wertschätzender ist, sondern dank welcher die Menschen auch wesentlich wagemutiger sind als hier. Natürlich ist es extrem ärgerlich, wenn wir viermal hintereinander durch die Fahrprüfung fallen. Aber wir werden es überleben. Diese Erfahrung ist ein Vorteil des Älterwerdens. Das hält viele ältere Menschen jedoch nicht davon ab, den jüngeren ihre Visionen auszureden und sie als unrealistisch abzuschmettern. »Das ist doch vollkommen aus den Wolken gegriffen«, »Davon kannst du doch niemals leben«, heißt es dann. Oder sie sagen, mein Lieblingsargument: »Bekommst du dafür überhaupt Rentenpunkte?« Viele von uns werfen solche Sätze, obwohl wir es besser wissen müssten, den jungen Menschen entgegen.

Dabei wären wir ohne die innovativen Ideen der Jugend völlig aufgeschmissen. Das können wir gerade bei dem Thema Nachhaltigkeit und Umweltschutz sehen. Denn es sind nicht die alteingesessenen Ingenieur*innen und Forscher*innen, die besonders innovative Ideen zur Rettung unserer Erde entwickeln. Nein, es sind die jungen Menschen, die sich unglaublich innovative Lösungsansätze ausdenken und diese, ohne Förderung eines großen Unternehmens, sondern via Crowdfunding finanzieren. So wie die deutsche Architektin Marcella Hansch, der es gelungen ist, für ihr Pacific-Garbage-Screening-Projekt über 231.000 Euro per Crowdfunding zu sammeln. Damit kann sie nun endlich einen Prototyp ihrer schwimmenden Plattform, die Plastik und Plastikpartikel aus dem Wasser filtert, entwickeln und ihrem Traum von den plastikfreien Meeren ein gutes Stück näherkommen. Ich bin sicher, so etwas können nur Menschen auf die Beine stellen, die mit unserem vierten *Antarāya Avirati* (Abgelenktheit) keine Probleme haben.

Avirati – Abgelenktheit

Manche Menschen haben die Gabe, sich komplett in etwas versenken zu können. Ich finde das sehr beneidenswert, denn ich gehöre leider zu der Sorte, die sich sehr schnell ablenken lassen. Gerade dann, wenn ich am Schreibtisch sitze und eigentlich zwei Stunden am Stück durchschreiben sollte. Im Grunde kein Problem, wenn da nicht diese bösen Zeitdiebe Facebook, Instagram und Google wären, die mich von meinem Bildschirm so fröhlich anstrahlen.

»Komm schon, nur ein kleiner Klick, das hast du dir

nach so viel Arbeit verdient«, scheinen sie mir mit ihren bunten Icons zu suggerieren. Und ich lasse mich von diesen farbigen Buttons so unglaublich gern verführen. Obwohl ich weiß, dass sie Zeitdiebe sind und ich nach zwei Stunden Facebook und Instagram keinen Deut schlauer und meinen Freund*innen auch keinen Schritt näher bin. Ganz im Gegenteil. Die Zeit, die ich damit verbringe zu schauen, auf welchem Konzert oder in welcher Ausstellung die anderen gestern gewesen sind, sollte ich viel lieber damit verbringen, mich mit ihnen zu treffen, um mir davon erzählen zu lassen. Oder zumindest mit ihnen zu telefonieren. Telefonieren ist im Übrigen völlig aus der Mode gekommen. Dabei haben wir das als Teenager stundenlang getan. Obwohl es so unpraktisch war und wir das Telefonkabel durch die ganze Wohnung zerren mussten, um ungestört in unserem Zimmer zu telefonieren. Teuer war das Telefonieren außerdem. Ich werde niemals vergessen, wie mein Vater mir mit vierzehn Jahren fassungslos eine Telefonrechnung von dreihundert Mark unter die Nase gehalten hat. Obwohl das Telefonieren heute so billig ist wie noch nie, schicken wir uns lieber eine SMS oder WhatsApp-Nachricht. Es ist ja so unglaublich praktisch.

Doch ist es das wirklich?

Stiehlt uns das ständige Schreiben und aufs Handystarren nicht viel mehr Zeit, als fünf Minuten miteinander zu sprechen? Hinzu kommt noch, dass wir dadurch unglaublich abgelenkt sind und wir uns weder richtig auf unser Gegenüber noch auf das, was wir gerade machen, konzentrieren. Damit wären wir wieder bei dem leidigen Thema Multitasking. Multitasking ist, wie wir ja jetzt wissen, überhaupt nicht möglich. Multitasking-Versuche sind sowohl schlecht für unsere Beziehungen als auch für unser Gehirn und unsere Konzentrationsfähigkeit.

Die sozialen Medien und das Handy gab es zu Zeiten von Patañjali noch nicht. Trotzdem hat er das Abgelenktwerden als ein Hindernis auf dem Weg zu unserem Glück erwähnt. Weshalb?

Weil Zerstreuung und das Beschäftigen mit anderen Dingen gute Ausreden dafür sind, um sich nicht mit etwas Unangenehmem auseinandersetzen zu müssen. Das kann ein Text sein, der sich nicht so schnell schreiben lässt wie gedacht. Oder ein Gespräch, von dem wir wissen, dass es unangenehm werden wird. Da greifen wir natürlich gern auf jede dahergelaufene Ablenkung zurück. Heutzutage spricht man in diesem Zusammenhang immer gern von Prokrastinieren. Der Begriff leitet sich von dem lateinischen Wort *procrastinare* (vertagen) ab. Jemand, der prokrastiniert, versucht, Aufgaben, die erledigt werden müssen, so lange wie möglich aufzuschieben. Ein Verhalten, das wir alle kennen und auf das wir ganz besonders gern zurückgreifen, wenn es darum geht, so unangenehme Aufgaben wie die Steuererklärung zu erledigen. Bei manchen Menschen führt dieser Hang zum Aufschieben jedoch so weit, dass sie ihre Rechnungen erst öffnen, wenn der Gerichtsvollzieher vor der Tür steht.

In den meisten Fällen zeigen sich die Folgen für unser ständiges Abgelenktsein nicht so konkret. Häufig merken wir erst, wenn es zu spät ist, dass wir uns von den wichtigen

Dingen im Leben durch Nebensächlichkeiten haben ablenken lassen. Deshalb ist es umso wichtiger, dass wir uns Patañjalis Rat zu Herzen nehmen und uns nicht ablenken lassen.

Pramada – Hast

Ich bin sehr schnell. Und zwar in allen Bereichen des Lebens: im Essen, Lesen, Sprechen und Handeln. Das ist einerseits gut, weil ich dadurch innerhalb eines Urlaubs mehr Bücher lese als andere in einem Jahr. Andererseits kann mein schnelles Tempo auch von Nachteil sein. Insbesondere wenn es darum geht, in Konflikten meine Worte zu zügeln. Meine Grundschullehrerin hat mir am Ende der vierten Klasse sogar ein Gedicht geschenkt, das meine Hastigkeit und die Probleme, die damit verbunden sind, auf den Punkt gebracht hat. Leider habe ich in einem schwachen Moment den Fehler begangen, meiner Tochter dieses Gedicht vorzulesen. Weshalb sie jetzt, wenn es mal wieder mit mir durchgeht, immer zu mir sagt: »Erst das Horchen, dann das Sprechen, wirst dir nicht die Zunge brechen.« Ich weiß schon gar nicht mehr, wie oft ich mich an einem Stück Möhre oder Apfel verschluckt habe, weil ich es so eilig hatte mit dem Essen. Es ist eigentlich ein Wunder, dass ich Autorin geworden bin, so ungeduldig wie ich bin. Ich glaube, der Satz, der mir am häufigsten in den Kopf kommt, ist: »Das mache ich jetzt schnell noch fertig.« Ein eindeutiges Zeichen dafür, wie stark das *Guna Rajas* (Tatendrang) bei mir ausgeprägt ist.

Früher habe ich das in neunundneunzig Prozent der

Fälle auch getan, die Dinge »schnell noch fertig« gemacht. Deshalb gab es für jedes Bild an der Wand auch immer mindestens zehn weitere Löcher daneben.

Meine Tochter fragt mich jedes Mal, wenn wir in die U-Bahn steigen, ob das auch die richtige Richtung ist. So oft habe ich mich in diesem Punkt schon vertan. Nicht etwa, weil ich das Streckennetz nicht verstehe, sondern weil ich mir nicht genug Zeit dafür nehme, es genau anzusehen. Dabei habe ich mit diesem Verhalten noch nie Zeit gespart. Ganz im Gegenteil. Meist bin ich durch unnötiges Umsteigen erst recht viel zu spät gekommen. Meine Nachlässigkeit hat mich also schon des Öfteren in die eine oder andere unangenehme Situation gebracht. Doch trotzdem lasse ich mich von meiner Hast immer wieder dazu verführen, in Gesprächen, Situationen oder in meinem Handeln nachlässig zu werden.

Im Grunde ist das auch nicht weiter verwunderlich. In unserer heutigen Zeit, in der sich alles immer schneller dreht und jeder vom anderen erwartet, dass man sofort auf eine SMS oder WhatsApp-Nachricht reagiert, ist es schwer, die Ruhe zu bewahren. Deshalb ist es für mich umso wichtiger, mich in Geduld zu üben und mein Tempo ein Stück herunterzufahren, insbesondere was die zwischenmenschliche Kommunikation angeht. Dies ist ein Bereich, in dem wir aufgrund der Schnelligkeit der Medien immer unachtsamer miteinander werden.

Wenn ich als Kind in der Schule ein Problem hatte, rief meine Mutter die Klassenlehrerin an oder besprach ihre Sorge um mich mit einer Freundin. Heute, in Zeiten von

E-Mails, kann man seine Sorgen über die bevorstehende Klassenfahrt, den Druck seitens einer bestimmten Lehrerin oder den Ärger über das schlechte Essen in der Schulkantine mit einem Klick gleich mit allen Eltern der Klasse teilen. Ganz gleich, ob es sie interessiert oder nicht. Ebenso schnell können wiederum andere ihren Unmut per E-Mail äußern, eine weitere Sorge hinzufügen, und schon sind wir mitten in einer Diskussion, die es vor zwanzig Jahren nicht gegeben hätte. Nicht etwa, weil wir zu feige dafür waren, um sie zu führen, sondern weil es viel zu kompliziert gewesen wäre, so viele Eltern auf einmal zu erreichen. Ja, man hätte entweder den ganzen Abend am Telefon hängen oder einen Elternabend einberufen müssen. Doch bevor man so viel Energie und Zeit investierte, hätte man sein Anliegen wahrscheinlich wieder ad acta gelegt. Oder es beim nächsten Elternabend zur Sprache gebracht.

Ich habe die Erfahrung gemacht, dass sich viele Fragen, Sorgen und Ängste mit der Zeit von alleine auflösen. Nur leider lassen wir die Zeit nicht mehr für uns arbeiten. Stattdessen schreiben wir, während wir in der U-Bahn sitzen, schnell eine SMS an die Lehrerin, warum die Klassenfahrt eigentlich in den Odenwald und nicht nach Italien geht, beschweren uns bei dem Kollegen über eine Aufgabe und antworten unserer besten Freundin beleidigt, dass wir ohne sie ins Kino gehen. Und schon haben wir mit drei SMS gleich drei Schlachtfelder eröffnet. Hätten wir uns bei der Lehrerin, unserem Kollegen und der besten Freundin auch beschwert, wenn wir wie früher zum Telefonhörer hätten greifen müssen? Wahrscheinlich nicht. Wir hätten beim Abendessen unserem Partner davon erzählt oder uns bei der Lehrerin beim nächsten Elternabend danach erkundigt, warum ausgerechnet der Odenwald das Ziel für die Klassenfahrt ist. Vielleicht hätten wir es mit der Zeit sogar akzeptiert. Wir hätten in jedem Fall allein schon deshalb, weil etwas Zeit ins Land gegangen ist, wesentlich ruhiger reagiert. Ich habe früher auf E-Mails und SMS immer sofort, nachdem ich sie gelesen habe, reagiert. Im Nachhinein habe ich das häufig bereut. Zum einen, weil ich, wenn ich die Nachrichten danach mit zeitlichem Abstand gelesen habe, feststellen musste, dass ich sie in den falschen Hals bekommen hatte. Zum anderen, weil ich oft schärfer gewesen bin, als es notwendig gewesen wäre. Wodurch einige Konflikte überhaupt erst entstanden und einige Freundschaften sogar zerbrochen sind.

Heute lasse ich mir Zeit mit meiner Antwort. Häufig speichere ich meine Antwort erst einmal als Entwurf ab und lese sie später in Ruhe noch einmal durch. Viele Nachrichten lösche ich danach wieder. Nicht etwa, weil ich zu feige bin, um mich einem Konflikt zu stellen, sondern weil ich bemerke, dass ich im ersten Moment völlig überreagiert habe. Dadurch erspare ich mir und den anderen nicht nur jede Menge *Dukha* (Leid), sondern habe auch die Zeit und Muße, mich auf die wichtigen Dinge im Leben zu konzentrieren. Für die ich dank der ersparten Konflikte und dem ganzen Stress wieder jede Menge Zeit und Ruhe habe.

Patañjali hat also vollkommen recht, wenn er die Hast als ein großes Hindernis auf unserem Weg zum Glück ansieht, und wir tun gut daran, uns in unserem Alltag immer wieder daran zu erinnern, dass Entschleunigung auch eine Möglichkeit ist.

Es ist allerdings nicht leicht, sein Tempo einen Gang herunterzufahren. Gerade in unserer heutigen Zeit nicht, in der alle verlangen, dass ihre E-Mails oder SMS innerhalb der nächsten fünf Minuten beantwortet werden. Ganz gleich, ob man sich auf der Toilette, dem Himalaya oder im Büro befindet. Doch wie bei allem im Leben dürfen wir uns in diesem Punkt von den anderen nicht unter Druck setzen lassen. Stattdessen sollten wir, so wie Patañjali es uns rät, bei uns und unserem Tempo bleiben. Denn nur dann können wir auch in unserem Handeln, Denken und zwischenmenschlichem Agieren so achtsam sein, wie wir es sein müssten, um irgendwann einen Hauch von unserem Wesenskern zu finden. Manche Menschen mag das irritieren. Ja, vielleicht denken sie sogar, wir wären träge, nur weil wir nicht so schnell wie der Durchschnitt sind. Doch davon sollten und dürfen wir uns nicht beirren lassen, sondern stattdessen, wie uns Patañjali rät, mit stetiger Beharrlichkeit auf unserem Weg in unserem Tempo voranschreiten. Nur dann können und werden wir auch unsere Ziele erreichen. Das lässt sich sehr schön in dem Buch *Alle Zeit der Welt* von Thomas Girst nachlesen. Der Autor fasst hier, wie es im Untertitel so schön heißt, verschiedene *Geschichten über erstaunliche Dinge, die sehr viel Zeit brauchen*, zusammen. Es sind Geschichten, die zeigen, dass manches einfach Zeit benötigt. Unter anderem erzählt Girst von dem französischen Landpostboten Ferdinand Cheval, der dreiunddreißig Jahre lang auf seinem Dienstweg Muscheln, Steine und Kiesel zusammenklaubte, um sich daraus in seinem Gemüsegarten sein eigenes, perfektes Schloss zu bauen. Der ungeschulte Cheval wurde in seinem Schaffen von Postkarten und Architekturzeitschriften inspiriert, die er während seiner Arbeit austrug. Anfangs wurde er für seine Arbeit belächelt. Vor allem von den Dorfbewohnern, die seinen Palais als eine Spinnerei abtaten. Doch als sein Palais idéal fertig war, maß es 30 mal 15 Meter und war an manchen Stellen bis zu 13 Meter hoch. Womit es in Sachen Größe und Design jedes andere Gartenhäuschen abhängte. Viele Künstler wie Pablo Picasso waren begeistert von dem eigenwilligen Franzosen, und der Surrealist Max Ernst widmet dem Bauherrn sogar eine Collage: *Le Facteur Cheval* (»Der Postmann Cheval«). Heute lockt Chevals Schloss, das mit seinen Türmen und Skulpturen auf den ersten Blick an einen hinduistischen Tempel erinnert, jährlich über einhunderttausend Besucher an. Seit 1969 steht das Werk des Einzelgängers unter Denkmalschutz. »10 000 Tage, 93 000 Stunden, 33 Jahre Anstrengung« steht auf einer Inschrift an dem Monument. So viel Zeit hat der Postbote in die Verwirklichung seines Traumes gesteckt. Ein Traum, der damals sicher irrsinnig erschien, an dem er aber unbeirrt festgehalten hat und dem er Schritt für Schritt ein Stückchen nähergekommen ist. Ein Beispiel, das zeigt, dass wir Langsamkeit nicht mit Faulheit verwechseln dürfen. Damit sind wir auch schon bei dem nächsten Hindernis auf unserem Weg zum Glück angekommen.

Alasya – Faulheit

Faulheit ist ein Zustand, den wir alle kennen. Wer von uns

ist nicht schon einmal zu träge gewesen, um zu kochen, die Wäsche zu waschen oder zum Sport zu gehen? Wie oft nehme ich mir vor, direkt morgens um acht zum Yoga zu gehen, anstatt mich noch mal kurz hinzulegen? Jeden Tag. Und wie oft gelingt es mir? Vielleicht einmal pro Woche oder alle zwei Wochen. Dabei ist das doch gar nicht so schwer. Das denke ich zumindest, wenn ich abends gemütlich im Bett liege und mir im Kopf einen Plan für den nächsten Tag mache. In bunten Farben stelle ich mir vor, wie ich morgens um 6:30 Uhr gut gelaunt aus dem Bett springe und mir und meiner Familie gesunde Smoothies mache. Gestärkt hüpfe ich im perfekten Outfit auf mein Rad und fahre pfeifend zur Yogastunde. Danach setze ich mich mit Elan an den Schreibtisch, trinke einen weiteren Smoothie und schreibe, was das Zeug hält. Am besten gleich zehn Seiten am Stück. Nach gelungenem Tageswerk beginne ich ein gesundes Abendessen für meine Familie vorzubereiten. Natürlich aus frischen, regionalen Zutaten vom lokalen Markt. Für meine Liebsten gibt es nur das Beste. Während des Essens führen wir angeregte Gespräche über den Klimawandel und erneuerbare Energien und beschließen, nie wieder in einen Flieger zu steigen. Außer für Beerdigungen. Und Hochzeiten. Aber nur vielleicht. Lachend räumen wir gemeinsam die Küche auf, um so, wie es sich für eine ordentliche Familie gehört, um Punkt zehn ins Bett zu sinken und friedlich einzuschlafen. Das ist die Idealvorstellung von meinem Tag. In der Realität scheitert diese jedoch bereits an Punkt eins, dem Aufstehen. Denn ich schaffe es nur sehr selten, vor Mitternacht ins Bett zu gehen. Dabei benötige ich mindestens acht Stunden Schlaf, um den Rest des Tages einigermaßen zu überstehen. Gemäß meinem Biorhythmus wäre acht Uhr dreißig die perfekte Zeit für mich, um aufzustehen. Doch das interessiert die deutschen Schulen nicht. Weshalb ich, wenn ich keine Rabenmutter sein will, die ihr Kind ganz allein frühstücken lässt, spätestens um sechs Uhr dreißig aus dem Bett steigen muss, um für meine Tochter Frühstück zu machen. So komme ich gerade mal zu sechseinhalb Stunden Schlaf. Dementsprechend schlecht gelaunt stolpere ich jeden Morgen aus dem Bett und verfluche unser Bildungssystem. An drei von fünf Tagen in der Woche stelle ich fest, dass nichts zum Essen im Kühlschrank ist. Woraufhin ich in Jogginghose zum Bäcker um die Ecke tapere. Dort bemerke ich, dass ich nur 50 Cent in der Tasche habe. Deshalb besteht mein Frühstück an diesem Tag aus einem schwarzen Kaffee ohne Milch. Denn das einzige Brötchen, das ich mit den paar Cents kaufen kann, bekommt natürlich mein Kind. Wenn Mann und Kind dann aus dem Haus gegangen sind, gehe ich nicht zur Yogastunde und setze mich auch nicht an den Schreibtisch, sondern lege mich frustriert ins Bett und mache erst einmal ein Nickerchen.

Wie man sieht, gibt es eine riesige Diskrepanz zwischen der Idealvorstellung von meinem Leben und der Realität. Ich bin sicher, dass ich nicht der einzige Mensch bin, bei dem sich das so verhält. An dem einen Tag sind wir zu faul, um zum Yoga zu gehen, an dem anderen zu müde, um uns auf den bevorstehenden Test vorzubereiten. Grundsätzlich ist es auch vollkommen in Ordnung, dass wir nicht immer perfekt funktionieren. Doch wir ärgern uns sehr häufig im Nachhinein darüber, wenn wir es nicht tun und vermiesen uns die Zeit damit, uns über uns selbst zu ärgern. Es hat also einen Negativeffekt, wenn ich meiner Faulheit nachgebe. Ich erhöhe durch die Selbstkritik und Selbstvorwürfe mein eigenes Leid. Etwas, das mir erspart geblieben wäre, wenn ich meine Faulheit überwunden hätte.

Im Grunde unseres Herzens wissen wir alle, dass wir uns besser fühlen, wenn wir unsere Trägheitsgefühle in die Ecke kicken. Trotzdem lassen wir uns immer wieder von ihnen verführen. Ein großer Unterschied besteht allerdings darin, ob wir zu faul sind oder uns innerlich sträuben.

Vielleicht sind wir ja gar nicht zu faul, um für die bevorstehende Prüfung zu lernen, sondern wir haben schlicht und ergreifend das falsche Fach gewählt. Wir wollen es uns aber nicht eingestehen, weil wir vielleicht schon so viele Scheine gemacht haben oder weil unsere Eltern sich so sehr wünschen, dass wir Jura, Medizin oder Betriebswirtschaft studieren.

Wenn ich spüre, dass ich mich innerlich gegen etwas wehre, frage ich mich immer, woher dieser Impuls kommt. Ist es, weil ich grundsätzlich keine Lust dazu habe? Oder hat meine Abneigung etwas mit der Sache an sich zu tun? Sage ich die Verabredung mit der Freundin ab, weil ich vom Sofa nicht mehr hochkomme oder weil ich sie im Grunde meines Herzens nicht mehr treffen will? In den Fällen, in denen wir die Sache an sich ablehnen, schieben wir die Faulheit nur als Ausrede vor. Das ist nicht hilfreich, weil wir dadurch nicht ehrlich zu uns selber sind und damit gegen das Gebot *Satya*, das Gebot der Ehrlichkeit, verstoßen. Ganz schön kompliziert.

Doch kommen wir wieder zurück zur Faulheit. Natürlich ist es vollkommen illusorisch zu glauben, dass wir alle unsere Ideen in die Tat umsetzen werden. Wenn uns eine Sache aber wirklich am Herzen liegt, dann sollten wir es zumindest versuchen und uns nicht von unserer Trägheit davon abhalten lassen. Es ist spannend zu beobachten, dass es Menschen, die mit besonders großem Talent gesegnet sind, besonders schwerfällt, ihre Trägheit zu überwinden. Ein Beispiel ist einer meiner Klassenkameraden. Er sah zu Schulzeiten nicht nur gut aus, sondern war auch extrem intelligent und konnte besser zeichnen als die meisten Kunststudenten. Seine Klassenarbeiten gab er immer nach einer halben Stunde ab und bekam jedes Mal eine Eins dafür. Er war bei allen aus der Klasse sehr beliebt. Niemand schien ihm seine Fähigkeiten zu neiden. (Vielleicht auch, weil er uns immer großzügig aus seinen Heften abschreiben ließ.) Er war ein rundherum netter Kerl und ich war sicher, dass er eines Tages das beste Buch der Welt schreiben oder einen Nobelpreis bekommen würde. Doch nichts von dem ist geschehen. Er ist weder auf eine Kunsthochschule gegangen, noch hat er die Formel zur Rettung der Welt entdeckt. Stattdessen lebt er bis heute in meiner Heimatstadt und arbeitet als Buchhändler. Am Wochenende spielt er mit seiner Band bei kleineren Veranstaltungen oder in lokalen Klubs. Das letzte Mal, als ich ihn getroffen habe, hat er mir von verschiedenen Projekten erzählt. Vielleicht wäre er sehr erfolgreich, würde er eines dieser Projekte in die Tat umsetzen.

Seine Ideen sind immer innovativ und kreativ. Doch er wird sie vermutlich niemals realisieren, denn er scheint es nicht gewohnt zu sein, sich für etwas anzustrengen oder an einer Sache dranzubleiben. Aufgrund seiner vielseitigen Talente und seines guten Aussehens ist ihm in seiner Jugend alles zugeflogen. Weshalb seine Frustrationsschwelle vermutlich extrem niedrig ist und er sich mittlerweile von dem kleinsten Widerstand von seinem Weg abbringen lässt. – Ein Durchschnittsmensch wie ich litt wochenlang an Liebeskummer, bangte um seine Versetzung oder blamierte sich auf diversen Schülerwettbewerben. Das sind Erfahrungen, die nicht schön, dafür aber umso lehrreicher waren, denn dadurch habe ich gelernt, dass das Glück nicht einfach vom Himmel fällt, sondern dass ich mich aktiv darum bemühen muss.

Fast jeder von uns hatte einen Martin an der Schule. Einen jungen Menschen, dem es trotz seiner Begabung nicht gelungen ist, seine Träume zu verwirklichen. Obwohl sie dafür nur ihren kleinen Finger hätten krumm machen müssen. Früher war ich auf solche Menschen neidisch. Heute bin ich froh, dass ich zu denjenigen gehöre, denen kein Talent in den Schoß gelegt worden ist. Denn das hat mich schon früh gelehrt, meine Trägheit zu überwinden und kontinuierlich an dem Erreichen meiner Ziele zu arbeiten. Deshalb steht mir *Alasya* auf meinem Weg zum Glück nicht mehr so sehr wie früher im Weg. Dafür habe ich mit dem nächsten umso mehr zu kämpfen.

Bhrantidarshana – Fehleinschätzung

Es gibt verschiedene Arten der Fehleinschätzung. Wir können Gefahren, Situationen oder auch Menschen fehleinschätzen. Letzteres ist mir früher recht häufig passiert, weil ich mich allzu schnell von dem äußeren Schein, der Position oder dem Intellekt des jeweiligen Menschen habe blenden lassen. Obwohl mir mein Bauch gesagt hat, dass dieser Mensch nicht gut für mich ist, und sich alles in mir gesträubt hat, mit ihm Zeit zu verbringen. Irgendwie haben mich solche Menschen jahrelang angezogen. Das lag sicher auch daran, dass viele von ihnen Narzissten waren; diese geben einem gern das Gefühl, dass ihre Aufmerksamkeit eine Auszeichnung ist. Im Grunde jedoch nutzen sie die Freundschaft nur aus, um ihre eigenen Ziele zu erreichen, und sobald ihnen das gelungen ist, lassen sie einen wie eine heiße Kartoffel fallen. Diese Energievampire, wie ich sie gern nenne, sind so lange mit einem befreundet, wie sie von einem profitieren können. Doch sobald die Kraft ihres Gegenübers verbraucht ist und die Person am Boden liegt, steigen sie mit einem großen Schritt über sie hinweg und suchen sich das nächste Opfer, das sie aussaugen können. Die meisten von uns haben sicherlich schon solche Beziehungen gehabt und wissen, dass sie nicht gesund für uns sind. Trotzdem fällt es manchen von uns ganz besonders schwer, sich dem manipulativen Verhalten solcher Menschen zu entziehen. Ich versuche mittlerweile, den Kontakt mit solchen Menschen auf ein Minimum zu reduzieren. Dabei ist mein Bauchgefühl, wie so oft im Leben, meine beste Orientierung.

Doch natürlich schätzen wir nicht nur andere, sondern auch uns selbst falsch ein. Manchmal überschätzen, sehr häufig unterschätzen wir die eigenen Leistungen und Möglichkeiten. Das liegt sicher auch daran, dass uns von der Gesellschaft immer wieder eingeredet wird, dass wir als Einzelperson nichts verändern können. Dabei ist es wichtiger denn je, dass wir uns als Individuum in das Weltgeschehen einmischen. Der große Erfolg von Menschen wie Greta Thunberg zeigt, dass es sich immer wieder lohnt, die eigene Stimme zu erheben.

Trotzdem schrecken wir davor zurück. Einerseits, weil wir uns mit dem eigenen Aktivismus aus der Komfortzone bewegen müssten. Andererseits, weil wir befürchten, dass das Erheben unserer Stimme auf Widerstand und Ablehnung stoßen könnte. Und das wird auch geschehen. Doch die Meinung anderer darf uns trotzdem nicht davon abhalten, uns einzumischen.

Auch ich habe mich und meine Kraft sehr lange sowohl über- als auch unterschätzt. Als ich jünger war, habe ich mich, so wie viele junge Menschen, als Nabel der Welt gesehen. Die meisten meiner Worte und Taten waren von *Asmita* (Ego) geprägt. Nur selten habe ich meine eigenen Interessen zugunsten der anderen hintenangestellt. Und das, obwohl ich schon damals dem politisch linken Lager angehörte, das für soziale Gerechtigkeit und die Fürsorge der Gesellschaft für den Einzelnen einsteht. Davon geredet habe ich aber immer gern. Doch in meinem eigenen, kleinen sozialen Umfeld habe ich sie leider nicht gelebt. In Wirklichkeit war ich also gar kein sozialer Mensch – obwohl ich davon überzeugt war. Eine komplette Fehleinschätzung, die leider auch unter manchen Yogi*nis verbreitet ist. Sie gehen jeden Tag zum Yoga, meditieren, ernähren sich vegan und chanten vor dem Zubettgehen für den Weltfrieden. Doch wenn sie zu lange an der Supermarktkasse stehen, ranzen sie die Verkäuferin deshalb an. Bittet man sie, fünf Euro für einen gemeinnützigen Zweck zu spenden, lehnen sie lächelnd ab. Sie müssen ja noch den Kredit für ihre letzte Reise in einen indischen Ashram abbezahlen. Und nur fünf Minuten später sieht man sie in ein Gespräch mit anderen vertieft, in dem sie begeistert von der energetischen Wirkung des neuen Öls sprechen, das sie sich gerade für einhundert Euro bestellt haben. Ich möchte an dieser Stelle nicht falsch verstanden werden. Weder habe ich etwas gegen Öle, noch finde ich es verwerflich, wenn man zwecks der persönlichen Weiterentwicklung in einen Ashram geht. Aber nach meiner Ansicht ist jemand, der sich vor allem auf sich und seine persönliche Weiterentwicklung fokussiert, kein*e Yogi*ni. Denn wer es mit dem Yoga wirklich ernst meint, der nimmt seine Bedürfnisse zugunsten des Ganzen zurück. Das ist ein Verhalten, durch das man mehr über sich selbst lernen kann als durch jeden Ashrambesuch oder jeden Schamanen. »Ja aber«, werfen einige Yogi*nis dann gern ein, »ich kann doch erst anderen helfen, wenn ich selbst bei mir angekommen bin.« Für mich klingt das nicht nur wie eine Ausrede, sondern ist auch kompletter Unsinn. Denn meine Erfahrung hat mich gelehrt, dass ich am meisten wachse und über mich selbst erfahre, wenn ich anderen helfe. Abgesehen davon, dass es den wenigsten von uns wahrscheinlich innerhalb dieses Lebens gelingen wird, vollständig bei sich selbst anzukommen. Wir erinnern uns, wie schwierig es ist, allein schon auf Stufe sieben auf dem achtgliedrigen Yogaweg, der Meditation, anzukommen. Die Fokussierung auf die innere Weiterentwicklung ist folglich nur eine spirituelle Form der Selbstoptimierung. Menschen, die hier den absoluten Fokus setzen, legen die gleiche Form von Ehrgeiz und Egoismus an den Tag wie die geldgierigen Banker, die sie verteufeln. Nur dass ihre Währung nicht das Geld, sondern die spirituelle Selbstfindung ist. Doch ist das besser? Ich empfinde es sogar als perfider. Neokapitalistische Banker geben wenigstens offen zu, dass sie sich nur für das Geld interessieren. Yogi*nis hingegen, in deren Leben sich alles nur um sie selbst und ihre Selbstfindung dreht, tun gegenüber den anderen auch noch so, als wären sie bessere Menschen. Dabei fördern sie mit ihrer Sehnsucht nach dem nächsten angesagten Schamanismus-Workshop oder Bali-Yoga-Retreat genau jenes kapitalistische System, gegen das sie sich mit ihren Affirmationskärtchen mit Sprüchen wie »Liebe ist das größte Kapital« vermeintlich wehren.

Als ich damals begann, Frauen aus einem Flüchtlingsheim Yoga zu unterrichten, war ich überzeugt davon, nun auch zu den besseren Menschen zu gehören. Zu denjenigen, die nicht nur reden, sondern auch aktiv für die Veränderung der Welt eintreten. Dass manche Menschen das schon seit ihrer Jugend tun und ihr ganzes Leben dem Wohl anderer widmen, habe ich damals komplett verdrängt. Dementsprechend habe ich auch jeder Person, die mir über den Weg gelaufen ist, von meiner Wohltätigkeit erzählt. So auch einer Yogaschülerin, die bereits seit Jahren zu mir in den Unterricht kam und mit der ich mich immer gern unterhalten hatte. Sie war durch und durch eine Yogini. Dachte ich. Bis ich ihr von meinem ehrenamtlichen Engagement erzählt habe. Denn sie fragte mich: »Hast du keine Angst, dir dort etwas zu holen?«

Im ersten Moment verstand ich überhaupt nicht, was sie mir damit sagen wollte. Was sollte ich mir dort denn holen? Ich sah sie irritiert an. Deshalb fügte sie eilig hinzu, ich sei ja bestimmt geimpft. Endlich dämmerte es mir. Sie dachte, ich könne mir dort irgendwelche Krankheiten holen.

»Aber«, wagte ich nach einem Moment des Schweigens einzuwerfen, »weshalb sollte ich mir dort etwas holen?«

Entgeistert blickte sie mich an.

»Na, gibst du denen denn keine Hilfestellungen?«

»Doch. Na klar.«

»Na dann.«

Nach einem weiteren Moment der Stille erwiderte ich: »Aber dir gebe ich doch auch Hilfestellungen.«

Ich muss wohl nicht erwähnen, dass diese Schülerin nie wieder in meine Stunde gekommen ist. Ich habe sie auch nicht vermisst, denn ihre Haltung hat mich zutiefst schockiert. Nie hätte ich ihr solche Gedanken zugetraut. Diese Geschichte hat mich dazu gebracht, darüber nachzudenken, ob ich manche Menschen falsch einschätze. Ich war ihrem oberflächlichen Gehabe auf den Leim gegangen, weil ich sie nach ihrer Freizeitbeschäftigung und ihrer Außenwirkung für eine Person gehalten habe, die sie nicht war und vielleicht auch niemals sein wird.

Doch natürlich schätzen wir nicht nur Menschen, sondern auch Situationen falsch ein. In diesem Punkt weiß ich nur allzu genau, wovon ich spreche. Denn da ich Dinge, die um mich herum gesagt oder getan werden, immer viel zu schnell auf mich beziehe, passiert es mir immer wieder, dass ich eine Situation komplett fehlinterpretiere. Mein Mann und ich bekommen uns deshalb regelmäßig in die Haare. Wenn er zum Beispiel abends müde nach Hause kommt und sich wortkarg zu uns an den Tisch setzt, denke ich direkt, ich hätte in den zwei Minuten, in denen er zu Hause ist, irgendetwas gesagt oder getan, das ihn verärgert hat. Dabei ist er schlicht und ergreifend müde oder von der Arbeit genervt, er ist jedoch keineswegs böse auf mich. Das hat er mir schon unzählige Male erklärt. Trotzdem tue ich es immer wieder. Natürlich könnte mein Mann sich auch angewöhnen, bevor er nach Hause geht, dreimal um den Block zu rennen oder sich auf irgendeine andere Art und Weise von seinem Frust zu befreien. Doch ebenso gut sollte ich endlich lernen, das Verhalten der anderen, in diesem Fall das meines Mannes, nicht immer auf mich zu beziehen. Denn das ist nicht nur egozentrisch, sondern es ist in neunundneunzig Prozent der Fälle Unsinn. Denn natürlich hat die Verkäuferin, die uns gerade angeranzt hat, weil wir uns nach dem Preis für die Bodylotion erkundigt haben, nicht wegen unserer Frage so schlechte Laune. Nein, vielleicht ist sie fünf Minuten vorher von ihrem Chef kritisiert worden. Vielleicht hat ihr Mann sie vor einer Woche nach zwanzig Jahren Ehe für eine andere Frau verlassen. Vielleicht hat sie auch einfach nur schlecht geschlafen. Es ist jedoch sehr unwahrscheinlich, dass ihre Reaktion etwas mit uns und unserer Frage zu tun hat. Im schlimmsten Fall ist meine Frage das berühmte Tröpfchen gewesen, das das Fass zum Überlaufen gebracht hat. Doch ihre schlechte Laune hat dadurch immer noch nichts mit uns persönlich zu tun. Trotzdem beziehen wir ihre Reaktion auf uns und lassen uns davon, wenn wir besonders sensibel sind, den ganzen Tag verderben. Es gibt also einen guten Grund, warum Patañjali die Fehleinschätzung als ein großes Hindernis auf unserem Weg zum Glück sieht. Ebenso wie *Alabdhabhumikatva* (Ziellosigkeit), das achte Hindernis.

Alabdhabhumikatva – Ziellosigkeit

Für mich persönlich ist es immer sehr wichtig, ein Ziel vor Augen zu haben, denn dadurch weiß ich, wohin meine Reise geht, und kann mich selbst dann, wenn sich ein großes Hindernis vor mir auftürmt, dazu motivieren weiterzugehen. Ich weiß, dass es sich am Ende für mich lohnen wird. Trotzdem gab es auch in meinem Leben immer wieder Momente, in denen ich an meinem Weg gezweifelt habe und in denen ich kurz davor gewesen bin, meine Träume aufzugeben. Denn immerhin arbeite ich als Autorin. Ein Beruf, der weder besonders krisensicher ist noch einen vorhersehbaren Karriereverlauf hat. Zudem ist er sehr abhängig vom Zeitgeist und von dem Geschmack der Redakteure, Verleger und Leser. Man muss also schon ein dickes Fell haben, um in dieser Branche durchzuhalten. Das hatte ich zu Beginn meiner Karriere nicht. Deshalb habe ich auch immer wieder daran gezweifelt, ob ich überhaupt gut genug sei.

Ob ich jemals einen Buchvertrag unterschreiben würde oder ob mein Berufsziel eine komplett bescheuerte Idee gewesen war, die allein aufgrund meines fehlenden Talents zum Scheitern verurteilt war. Auch mein privates Umfeld war in diesem Punkt nicht immer motivierend, denn Autorin steht als Berufswunsch bei Eltern ganz weit unten auf der Liste. Kurz vor Dressurreiterin. Erst recht, wenn sie hören, wie wenig man dabei verdient. Ich werde niemals vergessen, wie ich vor über zwanzig Jahren mit dem Schreiben angefangen habe und wie stolz ich war, als das erste Mal ein Text von mir in einem Magazin erschienen ist. Auch meine Freund*innen fanden es im ersten Moment richtig schick. Zumindest so lange, bis sie erfuhren, wie wenig Honorar ich dafür bekommen habe. Ihr Standardkommentar war: »Und dafür hast du studiert?« Die meisten meiner Bekannten konnten nicht verstehen, dass man jahrelang zur Universität ging, sich mit Kellnern und anderen Gelegenheitsjobs über Wasser hielt, um dann nach dem Studienabschluss noch weniger Geld als während des Studiums verdiente.

Warum ich als Autorin arbeiten wollte, ob mich dieser Beruf glücklich machte und ob es das war, was ich mir von meinem Leben versprach, wurde ich nie gefragt. Immer ging es nur darum, dass man in diesem Beruf nicht viel Geld verdiente.

Was ich in meinem Studium gelernt habe, ob es mir Spaß gemacht und inwieweit es mich in meinem Leben weitergebracht hat, wurde ich nur selten gefragt. Und wenn jeder Mensch sein Studienfach nach der wirtschaftlichen Effizienz auswählen würde, dann würde niemand mehr so wie ich Germanistik oder Filmwissenschaften studieren oder sich an einer Kunsthochschule bewerben. Trotzdem haben mich solche Kommentare immer wieder in Zweifel gestürzt und mich mit meinem Ziel hadern lassen. Ganz besonders, als ich es gewagt habe, mein Kind im Alter von zwei Jahren für fünf Stunden in den Kindergarten zu geben, um wieder schreiben zu können. »Gibst du für die Kita nicht mehr aus, als du verdienst?«, wurde ich besonders von den Männern in meinem Bekanntenkreis gefragt. Oder sie schlugen mir vor, mich gleich zur Tagesmutter umschulen zu lassen. »Dann sparst du nicht nur Geld, sondern verdienst auch noch etwas.« Man kann sich vorstellen, was diese Kommentare bei mir ausgelöst haben. Dass mich meine Arbeit glücklich macht und für mich dieses Glück, das ich aus meiner Arbeit ziehe, wichtiger als jeder fette Gehaltscheck ist, hat in ihrer Effizienzrechnung keine Rolle gespielt. Für sie zählte nur, wie viel Geld am Ende des Monats auf dem Familienkonto landet. Mit dieser Einstellung unterscheiden sie sich deutlich von Patañjali. Denn ihm ist es ganz gleich, wie viel Geld sich auf dem Konto befindet und ob unser Handeln dazu breiträgt, dass wir noch mehr Geld zur Seite schaffen könnten. Denn Patañjali weiß, dass wir nur dann dauerhaft zufrieden und glücklich werden können, wenn wir zu unserem inneren Wesenskern durchdringen. Weshalb wir uns auch lieber auf unseren Yogaweg statt auf die Vermehrung unseres Vermögens konzentrieren sollten. Und im Grunde unseres Herzens wissen wir alle schon lange, dass Geld uns dauerhaft nicht glücklich machen wird. Dies ist auch ein Grund, weshalb Ökonomen wie Tim

Jackson eine Ökonomie ohne Wachstum fordern. In seinem Buch *Wohlstand ohne Wachstum: Leben und Wirtschaften in einer endlichen Welt* analysiert er sehr genau, weshalb ein steigendes Einkommen nicht automatisch die Zufriedenheit erhöht, sondern in manchen Fällen sogar genau das Gegenteil bewirkt. So ist laut Jackson die Anzahl derjenigen Menschen, die sich als glücklich bezeichnen, in Großbritannien von zweiundfünfzig Prozent im Jahre 1957 auf sechsunddreißig Prozent gesunken. Und das, obwohl sich das Realeinkommen mehr als verdoppelt hat. Auch in den USA ist die Lebenszufriedenheit in den letzten Jahrzehnten kaum gestiegen, obwohl sich das Realeinkommen pro Kopf seit 1950 verdreifacht hat. Ja, sie hat seit den 70er-Jahren sogar abgenommen. Das zeigt, dass ab einem gewissen Einkommen das Glücksgefühl kaum noch steigt. Ganz gleich, wo oder wie luxuriös das eigene Leben ist. Es bringt uns also gar nichts, wenn wir immer reicher werden. Zumindest gilt dies für die Länder mit einer fortgeschrittenen Volkswirtschaft, denn in den ärmeren Ländern trägt schon ein geringer Einkommensanstieg zu einer immensen Steigerung der Lebenszufriedenheit bei. Deshalb plädiert Jackson in seinem Buch dafür, dass die reichen Länder den ärmeren Ländern mehr Raum zum Wachstum geben. Denn der Wachstumsverzicht würde die Menschen der reichen Nationen in Sachen Lebensglück überhaupt keine Einbußen bringen. Ganz im Gegenteil: Wenn wir weniger Geld zur Verfügung hätten, könnten wir weniger konsumieren und würden uns über das, was wir uns leisten können, umso mehr freuen. Denn es wäre wieder etwas Besonderes. Und gut für die

Umwelt wäre es zudem. Es wäre also für beide Seiten eine Win-win-Situation.

Doch nicht nur das. Wenn der Konsum und der Anstieg des Vermögens nicht mehr als erstrebenswerte Ziele propagiert würden, könnten wir uns wieder mehr auf das fokussieren, was uns wirklich wichtig ist. Unsere Träume und Lebensziele, die wir laut Patañjali nie aus den Augen verlieren sollten.

Ich kenne sehr viele Menschen, die irgendwann in ihrem Leben an den Punkt gekommen sind, an dem sie sich gefragt haben, ob sie das Leben führen, das sie sich wünschen. Häufig sind das Freund*innen, die gleich nach ihrem Studium durch einen Nebenjob oder ein Praktikum in einen Bereich hineingerutscht und ohne großes Dazutun immer weiter die Karriereleiter hochgestolpert sind. Sie haben sich nie gefragt, was sie sich wünschen, welcher Beruf ihnen Spaß machen würde oder wo sie in zwanzig Jahren beruflich gern ständen, sondern haben sich einfach treiben lassen. Früher habe ich diese Menschen beneidet. Ich musste mich für jeden Job bewerben und bin niemals gefragt worden, ob ich dieses oder jenes gern machen will. Heute sehe ich das ganz anders. Dadurch, dass mir in meinem Leben ein Angebot niemals auf dem Tablett serviert worden ist, bin ich sehr früh dazu gezwungen worden, mich zu fragen, wohin meine Reise geht. Welche berufliche Richtung ich einschlagen möchte und welche Prioritäten ich in meinem Leben setze. Ich habe mich folglich schon sehr früh mit Fragen auseinandergesetzt, die viele andere Menschen sich erst in der berühmt-berüchtigten Midlife-Crisis stellen. Deshalb stelle ich mir mit Mitte vierzig Fragen nach dem beruflichen Neuanfang, Studium, Beziehung auch nicht mehr. Das ist etwas, worum mich viele Menschen aus meinem Umfeld beneiden. »Du hast es so gut«, höre ich immer wieder, »Du hast deinen Platz im Leben schon gefunden.«

Das mag sein. Aber ich habe dafür in den Jahren davor, als viele meiner Freunde ohne Probleme vom Studium ins Berufsleben geschliddert sind, für die Realisierung meiner Träume auch hart gekämpft. Und tue es immer noch – auch wenn es von außen vielleicht nicht so aussieht. Aus der Außenperspektive sieht man nur eine erfolgreiche Autorin, die mit Mann und Kind glücklich in einer schicken Wohnung lebt und ganz nebenbei noch eine gemeinnützige Organisation ins Leben gerufen hat. Wie viele Exposés ich geschrieben habe, bis es mit dem ersten Buchvertrag geklappt hat, wie viele Nächte ich mich schlaflos hin und her gewälzt habe, weil ich nicht wusste, wie viel Geld im nächsten Monat auf meinem Konto sein würde, das sehen die anderen nicht. Unzählige Male habe ich an mir und meinen Fähigkeiten gezweifelt. Texte verworfen. Yogastunden abgesagt, weil ich dachte, dass ich keine gute Lehrerin bin. Und auch meine gemeinnützige Organisation ist mir nicht einfach in den Schoß gefallen. Ich habe hart dafür gearbeitet und viele Enttäuschungen erlebt. Freundschaften sind dadurch in die Brüche gegangen, und ich musste immer wieder Konflikte erleiden. Auch mit Menschen, bei denen ich es niemals erwartet hätte. Doch ich habe auch hierbei sehr viel gelernt. Vor allem über die Ziellosigkeit, die sehr viele Menschen in sich tragen, weil ihnen viele Dinge im Leben einfach zugefallen sind. Durch meine verschiedenen Kämpfe fällt es mir heute auch nicht mehr schwer, ein Ziel, das ich mir gesetzt habe, systematisch zu verfolgen und im Sinne von Patañjali mit *Vairagya* (Gleichmut) und *Abhyasa* (Beharrlichkeit) Stück für Stück voranzugehen.

Viele Menschen in meinem Umfeld irritiert diese Beharrlichkeit. Immer wieder wird mir deshalb vorgeworfen, dass ich hart, kalt und dominant sei. Einem Mann, der sich genauso verhält, würde man das vermutlich niemals vorwerfen. Er würde als stark, durchsetzungsfähig und zielstrebig gelten. Bei einer Frau wird die gleiche Verhaltensweise jedoch sofort mit negativen Attributen besetzt. Das ist vermutlich auch der Grund dafür, dass viele Frauen wesentlich weniger zielstrebig sind als ihre männlichen Kollegen. Ich konnte mir das zum Glück nie erlauben und habe deshalb schon früh gelernt, mich von diesen Vorwürfen freizuschwimmen. Das ist etwas, das mir heute nicht nur beruflich, sondern auch auf meinem Yogaweg immer wieder zugutekommt. Denn auch dort dürfen wir unser Ziel, den Durchbruch zu unserem Wesenskern, niemals aus den Augen verlieren. Gerade in den Momenten nicht, in denen wir das Gefühl haben, dass unsere yogische Lebensweise zu nichts führt. An den Tagen, an denen es uns gut geht und wir mit der Welt und uns im Reinen sind, ist es leicht, sich so zu verhalten, wie wir es als Yogi*nis tun sollten. An den dunkleren Tagen, an denen alles schiefzugehen scheint und niemand ein freundliches Wort für uns übrighat, ist es indes mehr als schwer, mit Leib und Seele Yogi*ni zu sein. Doch gerade an diesen Tagen sollten wir an dem achtgliedrigen

Yogaweg und seinem Regelwerk festhalten. Denn es ist der Weg, der uns wieder aus dem dunklen Tal ins Licht führt. Ich selbst habe das erleben dürfen.

Es war einer dieser Tage, an dem man das Gefühl hat, dass man schon mit dem falschen Fuß aufgestanden ist. Der Wecker klingelte zu spät und in der Eile kippte ich mir, kurz bevor ich das Haus verlassen musste, den Kaffee über meinen Pullover. Ich muss nicht erwähnen, dass es mein Lieblingspullover war, den man nur mit der Hand waschen darf, weshalb dieser Fleck mir wahrscheinlich für immer bleiben wird. Natürlich war an diesem Tag auch noch mein Fahrradreifen platt und ich bin zu einem wichtigen Termin viel zu spät gekommen. Was ich wiederum nicht ankündigen konnte, da – natürlich – mein Handy-Akku leer war. Ausgerechnet an diesem Tag sollte ich in einer neuen Firma eine Yoga-Schnupperstunde geben und den Mitarbeiter*innen zeigen, wie sie durch das Yoga lernen können, ein entspannterer Mensch zu werden. Das erschien mir unmöglich. Denn wie sollte ich in meiner Tagesverfassung anderen Gelassenheit vermitteln? Am liebsten hätte ich den Termin abgesagt, doch das wäre unprofessionell gewesen. Also ging ich hin. Und das Erste, was ich tat, war, ihnen zu erzählen, dass auch Yogalehrer*innen keine perfekten Menschen sind und an manchen Tagen am liebsten vor Wut laut schreiend durch die Straßen rennen würden. Danach unterrichtete ich eine entspannte Yogastunde mit dem Fokus auf dem Thema Loslassen. Etwas, das ich in diesem Moment selbst gut gebrauchen konnte. Nach der Stunde kamen drei Männer zu mir und bedankten sich. Sie alle sahen so aus, als ob sie bei dem Wort Yoga für gewöhnlich sofort auf den nächsten Baum springen würden.

»Ich dachte ja, da kommt jetzt so eine esoterische Tante, die uns mit einem Lächeln im Gesicht eine halbe Stunde lang etwas von Erleuchtung erzählt«, sagte der jüngste von ihnen. »Aber du bist ja ein ganz normaler Mensch, der mit beiden Beinen auf dem Boden steht und manchmal genauso schlechte Laune hat wie ich. Vielleicht gebe ich dem Yoga jetzt ja doch eine Chance!«

Und das tat er. Mittlerweile gehört er zu meinen treuesten Schülern.

Anavasthiatva – Unbeständigkeit

Mit *Anavasthiatva*, der Unbeständigkeit, sind wir jetzt schon bei unserem letzten Hindernis auf dem Weg zu unserem Glück angekommen. Doch was meint Patañjali eigentlich damit?

Wie wir uns erinnern, hat er uns schon zu Beginn immer wieder darauf hingewiesen, dass wir nur dann zu unserem inneren Wesenskern vordringen können, wenn wir unseren Yogaweg mit *Vairagya* (Gleichmut) und *Abhyasa* (Beharrlichkeit) gehen. Diese zwei Prinzipien sind für ihn die Grundvoraussetzung, um unserem Glück ein gutes Stück näherzukommen. Das fällt uns jedoch gerade heute, in einer Zeit, in der alles jederzeit verfügbar ist und es immer zwanzig Alternativen zur Auswahl gibt, extrem schwer.

Ich persönlich habe den Eindruck, dass gerade in der westlichen Welt viele Menschen glauben, dass es irgendwo noch einen besseren Job, eine bessere Party oder eine*n bessere*n Partner*in gibt. Weshalb sie, sowohl im Berufs- als auch im Privatleben, bis zu einem gewissen Grad auch immer lieber unverbindlich bleiben und sich weder auf ihren Job noch auf einen anderen Menschen komplett einlassen. Ich bin sicher, dass wir alle solche Menschen in unserem Freundeskreis haben. Bekannte, die immer, wenn man mit ihnen auf einer Party unterwegs ist, schon dabei sind zu checken, wo eine bessere stattfindet. Ein Verhalten, das extrem verletzend ist, denn sie geben einem damit das Gefühl, dass ihnen eine coole Party wichtiger als unsere Gesellschaft ist. Außerdem nehmen sie sich selbst durch ihre Unbeständigkeit die Chance, den Moment zu genießen und sich auf etwas oder jemanden mit vollem Herzen einzulassen. Sie sind stetig auf der Jagd nach dem neuen besseren Job oder der hübscheren Freundin und vergessen dabei völlig, das zu schätzen und zu genießen, was sie bereits in ihrem Leben haben.

Ich habe den Eindruck, dass gerade in Partnerschaften die Unbeständigkeit ein großes Thema ist. Denn dank diverser Partnerschaftsvermittlungen kann man überall und jederzeit testen, wo der eigene Marktwert steht und ob man nicht noch etwas Besseres haben könnte. Was immer man darunter versteht. Gerade in langjährigen Beziehungen, in denen das Feuer nicht mehr so sehr wie am Anfang brennt und man sich aufgrund des Alltages, der Kinder oder dem Job auseinanderlebt, ist die Gefahr groß, dass man sich durch einen kurzen Klick die Bestätigung holt, die man in seiner aktuellen Beziehung vermisst. Natürlich ist es absolut legitim, sich zu trennen, wenn die Chemie nicht mehr stimmt. Ich habe allerdings den Eindruck, dass sehr viele Paare, die lange zusammen sind, lieber nach einem neuen Partner Ausschau halten, statt sich ihren aktuellen Beziehungsproblemen zu stellen und daran konstruktiv zu arbeiten. Fast jede Beziehung kommt irgendwann an einen Punkt, an dem sich die Trennungsfrage stellt. Ich persönlich finde es wichtig, dass man sich sicher ist, dass der Weg, den man gemeinsam gegangen ist, auch wirklich zu Ende ist. Und dass es nicht nur ein Zeichen für eine Unzufriedenheit ist, an der man gemeinsam arbeiten könnte. Häufig hat die Unzufriedenheit in einer Beziehung auch überhaupt nichts mit der Partnerschaft an sich zu tun, sondern ist nur ein Ausdruck für eine andere Unzufriedenheit im Leben, die man nicht sieht.

Patañjali will uns mit seinem Hinweis darauf, dass Unstetigkeit ein großes Hindernis sein kann, vor diesen vorschnellen Entscheidungen warnen. Er fordert uns dazu auf, uns bewusst mit unseren Entscheidungen auseinanderzusetzen und uns immer zu fragen, ob wir die jeweilige Lösung als den einzigen gangbaren Weg sehen. Oder ob wir uns nur von einer Laune, den äußeren Umstanden oder einem anderen Menschen dazu verleiten lassen. Denn wer seine Entscheidungen immer von der Anerkennung und der Meinung der anderen abhängig macht und sich leicht beeinflussen lässt, der wird niemals, ganz gleich, was er erreicht, zufrieden werden. Ich selbst tappe immer wieder in diese Falle hinein, wenn ich mit meinem Mann essen gehe. Freudig entscheide ich mich für ein Gericht auf der Karte. Doch sobald ich sehe, was mein Mann auf dem Teller serviert bekommt, ärgere ich mich und bin überzeugt, dass ich sein Gericht viel lieber gegessen hätte. Aber das ist nicht der Punkt. Kaum hätte ich von seinem Teller probiert, hätte ich sicherlich lieber wieder mein bestelltes Essen. Denn bei diesem Begehren geht es niemals um das Essen an sich. Genauso geht es uns in vielen anderen Lebenssituationen. Nur weil wir eine andere Option sehen, erscheint uns diese im ersten Moment spannender als unsere eigene. Und da wir uns heute nicht mehr nur mit unseren Nachbarn, sondern gleich mit der ganzen Welt vergleichen können, werden wir dabei ziemlich sicher unglücklich werden. Wenn wir aber stattdessen stetig bei dem bleiben, was wir uns vorgenommen haben, und nicht danach schauen, was rechts und links von uns geschieht, werden wir auch das erreichen, was wir uns selbst wirklich wünschen.

Die Unstetigkeit stellt auch, wenn es darum geht, bestimmte Fähigkeiten auszubauen, ein großes Hindernis dar. Ich selbst war, wenn es um das Üben eines Instrumentes ging, nie um eine Ausrede verlegen. Meine Tochter ist mir in diesem Punkt sehr ähnlich. Im Gegensatz zu mir stört es sie allerdings, dass die anderen, die jeden Tag brav eine halbe Stunde am Klavier sitzen, wesentlich besser als sie spielen können. »Die sind viel talentierter« oder »Bei denen sieht alles immer so leicht aus«, sind Sätze, die ich in diesem Zusammenhang immer wieder zu hören bekomme. Jedes Mal muss ich ihr erklären, dass die anderen schlicht und ergreifend mehr üben als sie und dass es für dieses Problem nur zwei Lösungen gibt: Entweder sie entscheidet sich dazu, mehr zu üben, oder sie schließt ihren Frieden damit, dass die anderen besser sind. Im Augenblick sieht es so aus, als hätte sie sich für Letzteres entschieden. Ich würde meine Hand dafür allerdings nicht ins Feuer legen. Doch ganz gleich, ob sie morgen hinwirft oder die nächsten zehn Jahre noch weiter brav übt: Sie hat durch das Erlernen eines Instrumentes eine wichtige Erfahrung gemacht. Nämlich dass man, wenn man etwas im Leben erreichen will, nicht vorschnell aufgeben darf, sondern stetig dafür etwas tun muss.

Für unseren Weg zu unserem inneren Glück gilt das gleiche Prinzip. Auch auf diesem Weg werden wir immer wieder ins Straucheln und Zweifeln geraten. Wir werden uns immer wieder fragen, ob es sich lohnt, sich an die *Yamas* und *Niyamas* zu halten, oder ob es nicht besser wäre, wenn wir uns genauso rücksichtslos und egoistisch wie die meisten anderen verhalten würden. Viele Menschen werden beruflich an uns vorbeiziehen und Erfolge feiern, von denen wir nur träumen. Sie werden dabei weder Rücksicht auf ihre Mitmenschen noch auf den Planeten nehmen, sondern nur ihr eigenes Fortkommen und ihre Interessen im Blick haben.

Wir werden uns immer wieder fragen, warum wir uns nicht genauso verhalten wie sie. Warum wir uns Werten wie Mitgefühl, Liebe und Nachsicht verschrieben haben. Wir werden immer wieder aufs Neue vor die Entscheidung gestellt werden, ob wir genauso werden möchten wie jene Menschen, die nur ihren eigenen Fortschritt im Blick haben, oder ob wir auf unserem Weg bleiben möchten. Ganz gleich, wie erfolgreich, reich, anerkannt die anderen sind.

Denn – und das müssen wir uns immer wieder sagen – um Erfolg oder Reichtum geht es nicht. Es geht um unser Glück. Und das erlangen wir weder durch Reichtum, Ruhm oder Geld, sondern einzig und alleine durch uns selbst. Erfolg ist schön. Aber nur weil jemand erfolgreich ist, heißt das noch lange nicht, dass er auch glücklich ist. Und auch wenn Geld das Leben ganz sicher leichter macht und eine gewisse finanzielle Sicherheit sehr wichtig ist, so wird uns das zehnte Paar Schuhe nur sehr kurz befriedigen und es wird sich dadurch kein dauerhaftes Glück einstellen. Denn das können wir nur in uns selbst und in unserem Wesenskern finden. Daher sollten wir immer, ganz gleich, was die anderen sagen, tun oder denken, ganz gleich, wie reich, schön und erfolgreich sie sind, immer bei uns und unserem eigenen Weg bleiben. Alles andere wird uns nur unglücklich machen. Das weiß ich aus eigener Erfahrung.

Und wenn wir auf unserem Weg bleiben und uns und unseren Werten treu bleiben, werden wir nicht nur selbst dauerhaft glücklich werden. Nein, wir können ganz nebenbei noch die Welt retten. Denn wer auf Werte wie Nächstenliebe, Mitgefühl und soziale Verantwortung setzt, kämpft automatisch für eine bessere und gerechte Welt.

Wie das im Konkreten aussehen kann und wie wir durch das Yoga die Welt verbessern können, darüber soll es im nächsten Kapitel gehen.

Yoga und Empowerment

»Sei die Veränderung, die du in der Welt sehen willst.«

Mohandas Karamchand Gandhi

Wie wir mit Yoga nicht nur uns, sondern gleich die ganze Welt verändern können.

In den vorigen Kapiteln haben wir erfahren, wie wir mithilfe von Yoga Schritt für Schritt zu unserem inneren Glück vordringen können. Das ist großartig. Doch ich möchte an dieser Stelle noch einen ganzen Schritt weitergehen und behaupten, dass wir mit dem Yoga sogar der Weltrettung ein gutes Stück näherkommen können. Das hört sich im ersten Moment vielleicht wie die naive Utopie einer Gruppe von verwöhnten Großstädtern an, die meinen, mal so eben die Formel für die Weltrettung gefunden zu haben. Doch es ist wahr! Um unsere Gesellschaft wieder auf Vordermann zu bringen, müssen wir den Menschen zeigen, dass es sich lohnt, auf Werte wie Nächstenliebe, Mitgefühl und soziale Verantwortung zu setzen.

Mehr noch: Wir müssen ihnen beweisen, dass sie selbst nur dann dauerhaft glücklich werden können, wenn sie wieder mit sich und ihrem Umfeld in Kontakt treten. Und dass wir weder durch Geld noch Konsumgüter glücklich werden können, haben wir anhand der gesellschaftlichen Entwicklung der letzten Jahre erfahren können.

Auch unsere psychische Gesundheit hat in den letzten Jahrzehnten erheblich gelitten. Schätzungen zufolge leiden weltweit 350 Millionen Menschen unter Depressionen. Laut der Weltgesundheitsorganisation (WHO) werden Depressionen und affektive Störungen bis zum Jahre 2020 zur zweitgrößten Volkskrankheit gehören. Den Menschen scheint es also alles andere als gut zu gehen.

Schaut man sich den Leistungsdruck und Konkurrenzkampf an, dem wir als Einzelkämpfer*innen tagtäglich ausgesetzt sind, ist das alles andere als verwunderlich. Denn ganz gleich, wie hart oder wie lange wir arbeiten und uns engagieren, irgendwo scheint immer schon jemand in den Startlöchern zu stehen, der besser ist als wir. Also machen wir weiter. Wir ackern uns Tag für Tag für eine Sache und einen Lebensstandard ab, der uns kein Glück beschert. Abends fallen wir todmüde ins Bett und liegen trotzdem nachts wach. Wir fragen uns, wie wir das alles nur hinbekommen sollen. Von Glück ist dabei wenig zu spüren. Doch aus Mangel an Alternativen bleiben viele von uns im Hamsterrad stecken und merken erst an ihrem Lebensende, dass sie an ihren Wünschen vorbeigelebt haben.

Ein entscheidender Faktor für diese Entwicklung ist sicher auch der Bedeutungsverlust der Kirche, von Vereinen und ähnlichen Orten der Gemeinschaft, an denen wir früher noch Freude, Anerkennung und Energie für den Alltag schöpfen konnten, die aber in unserem modernen Leben kaum noch eine Rolle spielen.

Einerseits, weil wir gar keine Zeit mehr haben, um jede Woche mittwochs um Punkt 20:15 Uhr mit den katholischen Kirchenfrauen Rommé zu spielen. Andererseits, weil sich viele mit den konservativen und hierarchischen Strukturen und Werten, wie sie in vielen Vereinen und in der Kirche noch gelebt werden, nicht mehr identifizieren können. So geht es mir mit der katholischen Kirche, der ich nur noch auf dem Papier angehöre. Ich habe aber auch erlebt, wie sehr die Zugehörigkeit zu einer Gemeinschaft wie der Kirche einem im Alltag helfen kann. Zum Beispiel dabei, sich an einem neuen Wohnort einzuleben. So ist es meinen Eltern ergangen, als sie in den 70er-Jahren von Süddeutschland ins Ruhrgebiet gezogen sind. Der Umzug ist ihnen damals sehr schwergefallen, denn meine Eltern hatten bis dahin noch niemals außerhalb von Süddeutschland gelebt und waren dementsprechend heimatverbunden. Das Jobangebot, das meinem Vater unterbreitet wurde, war jedoch so attraktiv, dass sie sich schlussendlich doch für einen Umzug entschieden haben. Meine Mutter erzählt mir noch bis heute, dass sie auf der Karte nachschauen musste, wo Bochum liegt.

Wir alle wissen, wie schwer es ist, an einem neuen Ort Anschluss zu finden. Ganz besonders wenn man sich, so wie meine Eltern, weder für Sport noch für den Schützenverein interessiert. Kinder hatten sie damals auch noch keine. Sonst hätten sie allein durch den Kindergarten oder die Schule sehr leicht Anschluss finden können. So aber waren sie ganz auf sich allein gestellt und mussten sich selbst überlegen, wie sie es schaffen, gut in der neuen Heimat anzukommen.

Was haben meine Eltern also getan, um sich schneller einzuleben? Sie sind zu den Treffen der katholischen Gemeinde gegangen, wo sie innerhalb kürzester Zeit neue Kontakte gefunden haben. Ich bin sicher, wenn sie die Gemeinde damals nicht als Anlaufstelle gehabt hätten, wäre es ihnen wesentlich schwerer gefallen, sich in Bochum einzuleben. So aber haben sie von Anfang an einen Ort gehabt, an dem sie ohne großen Aufwand und Stress neue Menschen mit ähnlichen Interessen kennengelernt haben. Und als sie zwanzig Jahre später von Bochum ins Rheinland gezogen sind, haben meine Eltern aufgrund ihrer guten Erfahrung dort genau das Gleiche getan und sich sofort bei dem ortsansässigen Pfarrer vorgestellt. Ohne den gewünschten Effekt. Der Pfarrer hieß meine Eltern weder willkommen noch versuchte er, sie für die Gemeindearbeit zu gewinnen. Kontakte haben sie zum Glück trotzdem gefunden. In die Kirche sind sie seitdem jedoch nur noch selten gegangen. Nicht etwa, weil sie sich mit dem katholischen Glauben weniger verbunden gefühlt haben, sondern weil ihnen die neue Gemeinde kein Gefühl von Gemeinschaft vermittelt hat.

So wie der Schützenverein oder die freiwillige Feuerwehr für viele Menschen ein wichtiger Dreh- und Angelpunkt ihres Lebens war, so stand die Kirche ehemals für einen Gemeinschaftsverbund, an dem sich die Menschen geborgen und zugehörig gefühlt haben. Diese Bedürfnisse müssen aber heute durch andere Institutionen aufgefangen werden. Gerade der Menschen, die immer mehr vereinsamen, weil sie nicht mehr am gesellschaftlichen Leben teilhaben. Das betrifft alte und chronisch kranke Menschen gleichermaßen wie alleinerziehende Mütter und Väter. Es geht also um genau diejenigen, die mehr als alle anderen menschlichen Kontakt und gesellschaftliche Unterstützung benötigen.

Viele von ihnen können die überholten Moralvorstellungen der Kirchen nicht mehr mit ihrem modernen Leben vereinbaren und suchen deshalb nach neuen Orten, an denen sie sich mit Menschen verbunden fühlen können. Ich bin ganz sicher, dass die Sehnsucht nach Gemeinschaft und Geborgenheit ein entscheidender Grund für den Yogaboom der letzten Jahre ist. Gerade in Großstädten wie Berlin. Laut einer Umfrage des Berufsverbands der Yogalehrenden in Deutschland, die 2018 durchgeführt wurde, haben sechzehn Prozent der deutschen Bevölkerung erste Erfahrungen mit Yoga gesammelt. Das sind mehr als 11,3 Millionen Menschen. Davon sind fünf Prozent, also 3,4 Millionen Menschen, dabeigeblieben. In einer früheren Studie aus dem Jahre 2014 waren es knapp über drei Prozent, die zum Zeitpunkt der Befragung Yoga übten. Wir Yogi*nis führen also schon lange kein Nischendasein mehr, sondern sind mit unseren Werten und Ideen in der Mitte der Gesellschaft angekommen. Das liegt sicher auch daran, dass die Yogastudios in der Gesellschaft eine Lücke gefüllt haben, die Kirchen und Vereine hinterlassen haben. Sie ließen, gerade in den größeren Städten, eine Gemeinschaft entstehen, die der Anonymität der Gesellschaft entgegenwirkt und in der Menschen, die sich ausgeschlossen fühlen, wieder Anschluss finden können. Viele Studios veranstalten an Feiertagen wie Silvester kostenfreie Events, zu denen jeder eingeladen ist. Die Studiobetreiber wollen damit der Einsamkeit, die viele in dieser Zeit verspüren, entgegenwirken. Sie möchten den betroffenen Menschen an diesen Tagen einen Ort zur Verfügung stellen, an dem sie sich als Teil der Gesellschaft fühlen können.

Weshalb? Weil sie es ganz im Sinne von *Ahimsa* (Gewaltlosigkeit/Freundlichkeit/Hilfsbereitschaft) als ihre yogische Pflicht ansehen, sich für die Gemeinschaft einzusetzen. Das ist auch der Grund dafür, dass viele Yogastudios für Hartz-IV-Empfänger*innen einen besonders günstigen Tarif anbieten. Und wer sich selbst das finanziell nicht leisten kann, hat immer noch die Gelegenheit, an Stunden teilzunehmen, die auf Spendenbasis basieren. Mittlerweile gibt es solche Stunden in fast jeder Stadt, denn immer mehr Yogalehrer*innen sehen das gesellschaftliche Potential, welches im Yoga steckt, und möchten ihren Teil zu dem Wandel beitragen. Wenn man sich anschaut, was in dieser Richtung weltweit bereits regelmäßig geschieht, ist es also gar nicht abwegig, Yoga als einen Weg aus der gesellschaftlichen Krise anzusehen. Viele Menschen aus den unterschiedlichsten Sparten, Glaubensrichtungen und Schichten greifen bereits auf die Kraft des Yogas zurück, um die Welt ein Stück weit zu verbessern.

So wie die New Yorkerin Paige Elenson, die 2007 gemeinsam mit dem berühmtem Yogalehrer Baron Baptiste das *Africa Yoga Project* ins Leben gerufen hat, eine gemeinnützige Organisation, welche die Kraft des Yoga nutzt, um jungen Menschen in Kenia dabei zu helfen, ihr volles Potential zu entfalten. Und das gleich in doppelter Hinsicht: Einerseits, indem sie durch die eigene Yogapraxis mehr Selbstvertrauen erlangen und lernen, aus ihrer ganzen Kraft zu schöpfen. Andererseits, indem sie durch die Teilnahme an einer Ausbildung die Chance bekommen, sich als Yogalehrer*innen eine Existenz aufzubauen.

Mehr als 6.000 Schüler*innen nehmen mittlerweile an den über 360 Gemeinschafts-Yogaklassen des *Africa Yoga Project* teil. Über 380 der Lehr*innen dieser Klassen sind junge Menschen, die von dem *Africa Yoga Project* eigens dafür ausgebildet wurden. Ein überaus schlaues und innovatives Konzept, das zeigt, wie die Welt dank des Yoga zu einem besseren Ort werden kann.

Ein weiteres Beispiel dafür, wie wir mithilfe von Yoga unsere Gesellschaft verändern können, ist das *Prison Yoga Project*. Es wurde 2002 von dem Amerikaner James Fox initiiert. Das Ziel der Organisation ist es, Yoga- und Achtsamkeitsprogramme weltweit in Gefängnissen und Rehabilitationszentren zu etablieren. Fox ist der Überzeugung, dass eine dauerhafte Reintegration der Gefangenen nur möglich ist, wenn die Straftäter lernen, ihre Affekte und Emotionen zu regulieren. Genau an diesem Punkt setzen das Yoga und die Meditation an. Durch die Übungen lernen die Inhaftierten, auch in schwierigen Situationen die Ruhe zu bewahren. Sie lernen, dass sie zwar nicht immer kontrollieren können, was geschieht, dass sie aber immer die Wahl haben, wie sie auf eine bestimmte Situation reagieren. Ob sie sich in einen Konflikt hineinsteigern, ihrem ersten Impuls nachgeben und im schlimmsten Fall gewalttätig werden. Oder ob sie durch die Fokussierung auf den Atem ihre eigene impulsive Reaktion herunterfahren, um sich die Situation nach einem kurzen Moment mit kühlerem Kopf erneut anzuschauen. Zudem hilft das Yoga den Gefangenen, die häufig selbst Opfer von Gewalt oder Missbrauch sind, sich wieder mehr mit sich und ihrem Körper zu verbinden und innere Ruhe zu finden. Das wiederum ist eine wichtige Voraussetzung, um nach der Haft nicht in alte Verhaltensmuster zurückzufallen. Seit nunmehr fünfzehn Jahren wird Fox' Methode erfolgreich angewandt. 335 Justizvollzugsanstalten in 27 Staaten haben es übernommen – ein riesiger Erfolg.

Ein weiteres prominentes Beispiel ist die gemeinnützige Organisation *Off The Matt, Into The World*. Sie ist 2007 von den spirituellen Aktivistinnen Seane Core, Hala Khouri und Suzannen Sterling gegründet worden. Die Organisation fokussiert sich vor allem darauf, den Menschen, die sich für die Veränderung der Welt aktiv einsetzen, dabei zu helfen, ihr volles Potenzial auszuschöpfen. Core und ihre Mitgründerinnen sind der Überzeugung, dass man nur dann verantwortungsvoll Veränderung in die Welt tragen kann, wenn man für sich selbst die Verantwortung übernimmt. So wie es uns Patañjali im *Yogasutra* lehrt.

Dies alles sind Fakten und Beispiele, die zeigen, dass Yoga durchaus das Potenzial in sich trägt, unsere Welt zu einem besseren Ort zu gestalten.

Wenn wir alle tatsächlich Yoga leben und praktizieren würden, dann würden wir uns nicht nur wesentlich friedlicher verhalten. Nein, wir würden auch wesentlich weniger und besser konsumieren. Diese Veränderung des Konsumverhaltens hätte wiederum unglaublich positive Auswirkungen auf unsere Umwelt und wir würden einen großen Beitrag zur Rettung unseres Planeten beitragen.

Auch bezüglich unseres sozialen Verhaltens würden wir so einiges verändern und lernen, würden wieder mehr dem

Wir und nicht dem *Ich* Aufmerksamkeit schenken. Wir würden uns wieder mehr für unser Gegenüber und seine Gefühle und Bedürfnisse interessieren und uns selbst ein gutes Stück zurücknehmen.

Wenn wir möchten, dass unsere Welt eine bessere wird, müssen wir uns also ordentlich einschränken. Doch dafür können wir, wenn wir es mit dem Yoga wirklich ernst nehmen, auch endlich glücklich werden. Kann es einen besseren Ansporn geben? Nein.

Aus persönlicher Erfahrung kann ich bestätigen, dass es funktioniert. Denn auch wenn ich nicht immer auf Wolke sieben durch mein Leben schwebe, so bin ich heute doch wesentlich ausgeglichener und glücklicher, als ich es war, bevor das Yoga Einzug in mein Leben gefunden hat.

Einen großen Beitrag zu meinem Wohlbefinden hat mein Herzensprojekt *Citizen2be* geleistet. Es ist mein Versuch, das *Ahimsa*-Prinzip, wie es Patañjali uns lehrt, aktiv in unsere Welt zu tragen.

Mein Herzensprojekt Citizen2be – Mein Versuch, mit Yoga die Welt zu retten

Immer wieder werde ich gefragt, wie ich dazu gekommen bin, eine gemeinnützige Organisation zu gründen. Ich glaube, es ist meine natürliche Entwicklung als Yogini gewesen. Denn je länger ich Yoga praktiziert habe, umso weniger konnte ich mit mir vereinbaren, dass ich in meinen Yogastunden für den Weltfrieden singe, im echten Leben jedoch nur über die Politik schimpfe. Und als ich an einem Tag im Frühjahr 2014 mal wieder vor dem Fernseher saß und sah, wie in den Nachrichten von ertrunkenen Geflüchteten im Mittelmeer berichtet wurde, wusste ich: Jetzt ist Schluss! Ich musste etwas tun. Nur was? Um Geflüchteten Deutschunterricht zu geben, war ich definitiv zu ungeduldig, wie meine Mutter mir am Telefon bestätigte. »Du willst doch nicht etwa, dass die vor Frust gleich wieder hinschmeißen?« Also überlegte ich, wie ich den Geflüchteten anderweitig helfen könnte. Warum nicht Yogaunterricht? Yoga tut jedem gut und funktioniert kulturübergreifend. Am nächsten Tag kontaktierte ich, wild entschlossen, diverse Unterkünfte für Geflüchtete. Nach einigem Hin und Her und vielen Telefonaten, bekam ich bei einem Heim endlich einen Verantwortlichen an den Hörer. »Wann können Sie kommen?«, war die Antwort auf meine Frage, ob er sich vorstellen könnte, dass ich in seinem Heim Yogaunterricht gebe. Nur einen Tag später saß ich bei ihm im Büro. Zwei

Tage später gab ich meine erste Yogastunde, zu der zwei Frauen kamen: eine Vietnamesin, die weder Deutsch noch Englisch sprach, und Arwa, eine syrische Lehrerin aus Damaskus. Es war die ungewöhnlichste Stunde, die ich jemals gegeben habe, denn wie so häufig habe ich mir vorher überhaupt keine Gedanken darüber gemacht, wen ich da eigentlich unterrichten werde. Geschweige denn, wie ich den Geflüchteten das Yoga nahebringen möchte. Zum Glück stellte die Sprache nach und nach keine Barriere dar. Die meisten sprachen Englisch oder verstanden es zumindest. Und wenn das nicht der Fall war, konnte ich mich mit Händen und Füßen erklären. Hier musste ich nur aufpassen, dass ein Nasekratzen nicht als Yogaübung missverstanden wurde. Vor allem aber konnte ich bereits in meiner ersten Stunde sehen, wie sehr das Yoga den Frauen dabei half, ihre innere Ruhe wiederzufinden. Beides hatten die Frauen, die in meine Stunden kamen und die teilweise eine halbjährige Odyssee hinter sich gebracht hatten, bitter nötig. Viele der Frauen taten sich schwer damit, ihren Platz in der deutschen Gesellschaft zu finden. Zudem litten sie unter Angst- und Panikattacken, schliefen schlecht und wurden in der Nacht von Albträumen gequält. Durch die mangelnden Sprachkenntnisse und den fehlenden Kontakt zu ihrer Familie fühlten sie sich einsam und von der Gesellschaft isoliert. Der Großteil von ihnen saß den ganzen Tag allein auf dem Zimmer. Kontakt zu den anderen Geflüchteten hatten sie nur sehr sporadisch. Auch weil sie befürchteten, dass unter den Geflüchteten jemand war, der das, was sie über ihre Flucht, ihren politischen Widerstand oder die Verfolgung erzählten, weiter tragen könnte, was wiederum ihren Familien zum Verhängnis werden könnte. Ganz besonders erschütterte mich das Schicksal einer jungen Frau, die mit ihrer Familie in einem Dorf gelebt hatte, das auf der einen Seite von der freien syrischen Armee und von der anderen Seite von den Truppen der Regierung eingekesselt worden war. Ihr zweites Kind hatte sie in dieser Stadt während eines Bombenangriffs zur Welt gebracht. Immer wieder fiel der Strom im Krankenhaus aus; einen Kaiserschnitt hätte sie nicht überlebt. Ihre ganze Familie lebte mit ihr unter einem Dach und sie wusste, dass die Älteren unter ihnen zu krank und zu schwach waren, um zu fliehen. Deshalb hatten sie sich auch lange Zeit gegen eine Flucht entschieden. Doch als sie erfuhren, dass die Armeen bald von beiden Seiten in das Dorf stürmen würden, wusste die junge Frau, dass es Zeit war zu fliehen. Allein schon wegen ihrer Kinder. Unter Beschuss von Snipern flohen sie mit ihrem Auto aus dem Dorf. Und während der Ehemann versuchte, seine Familie sicher durch das Gefecht zu bringen, wurde ihr Cousin auf dem Rücksitz angeschossen. Er überlebte. Zum Glück. Doch er ist von seiner Schussverletzung nie wieder komplett genesen. Wie schwer die Verletzung gewesen war, habe ich mich nicht getraut zu fragen. Die Traurigkeit, die ich in den dunklen Augen der Frau gesehen hatte, hat mich davon abgehalten. Grundsätzlich habe ich mir angewöhnt, nicht zu fragen, wie oder weshalb die Frauen nach Deutschland gekommen sind. Ich warte lieber, ob sie mir von alleine darüber erzählen wollen. So wie eine syrische Krankenschwester, die mit ihren beiden Kindern über das Meer nach Italien geflohen ist. Eine stürmische Reise, die mehrere Tage gedauert hatte und während der sie die Boote mehrmals wechseln mussten. Boote, die weder seetauglich noch für die hohe Anzahl von Menschen geeignet waren, mit der sie unterwegs waren. Doch das war den Schmugglern völlig gleich. Sie wollten mit der Not der anderen so viel Geld wie möglich verdienen. Bei ihr waren es 12.500 Euro, die sie sich in die Tasche stecken konnten.

Es erschreckt mich immer wieder, wie kalt und berechnend Menschen sein können. Gerade wenn es darum geht, sich einen Vorteil zu verschaffen. Doch diese menschliche Kälte scheint leider immer gesellschaftsfähiger zu werden. Warum würde man sich sonst öffentlich ernsthaft die Frage stellen, ob wir Menschen, die im Mittelmeer Schiffbruch erleiden, vor dem Ertrinken retten sollen?

Auch das Boot, in denen die Krankenschwester mit ihren Kindern saß, drohte immer wieder zu kentern. Die Endvierzigerin berichtete mir, dass das Boot so undicht gewesen sei, dass sie aus lauter Verzweiflung versucht habe, mit ihrer Flasche Wasser aus dem Boot zu schöpfen, um es so vor dem Kentern zu bewahren. Zum Glück hat sie es am Ende doch noch sicher an die italienische Küste geschafft. Wir alle wissen aber, dass nicht alle dieses Glück haben.

Ich habe viele Geschichten wie die der Krankenschwester gehört. Ich würde mir wünschen, dass diejenigen, die den Geflüchteten unterstellen, dass sie nur unser Sozialsystem ausnutzen wollen, sich deren Fluchtgeschichten ebenfalls anhören würden. Keiner von den Menschen, die ich gesprochen habe, ist freiwillig hier. Sie haben ihre Familie, ihr Haus, ihr gesamtes bisheriges Leben schlicht und ergreifend nur deshalb hinter sich gelassen, weil sie um ihr Leben gefürchtet haben. Viele von ihnen haben mir auch gesagt, dass sie, wenn sie keine Kinder gehabt hätten, in Syrien geblieben wären. Ich kann das sehr gut verstehen. Wenn man Kinder hat, weiß man, wie viel man bereit ist, für ihre Zukunft und Sicherheit aufzugeben. Leicht ist es keinem der Geflüchteten gefallen, die Heimat zu verlassen; vor allem die älteren Familienmitglieder weigerten sich meistens mitzukommen. Aus Angst vor dem Neuen, weil sie zu heimatverbunden waren, und ganz sicher auch, weil sie wussten, dass sie auf der langen Reise den anderen nur zur Last fallen würden. Die Frauen erzählen mir immer wieder, wie sehr es sie belastet, dass ihre Eltern noch in Syrien sind und dass sie sich nicht mehr um sie kümmern können. Eine Sorge, die erneut zeigt, wie groß die Angst gewesen sein muss, die sie dazu veranlasst hat, in Europa Schutz zu suchen. Doch wenn diese Menschen hier ankommen, geht die Reise im Grunde weiter. Sie müssen nicht nur eine neue Sprache lernen, sich in einer fremden Kultur zurechtfinden, sondern auch wieder ihren Platz in der Gesellschaft finden. Ich habe den Eindruck, dass die Geflüchteten unter der fehlenden Anerkennung ihres Könnens und ihrer Qualitäten am meisten leiden. Von einem Tag auf den anderen ist nichts mehr davon Wert. Sie sind nicht mehr die Lehrerin, die Ingenieurin oder die Designerin, die sie einmal waren, sondern nur noch eine Geflüchtete. Den Frauen ist es wichtig, dass sie »mehr als Geflüchtete« sind. Sie wollen verständlicherweise nicht nur über ihre Fluchtsituation definiert, sondern als Menschen gesehen werden. Menschen, die eine Geschichte haben, die Fähigkeiten und Qualifikationen mit in unsere Gesellschaft bringen. Frauen und Männer, die vielleicht einen anderen kulturellen Hintergrund haben, von denen wir aber trotzdem einiges lernen können.

Viele von uns denken, dass wir diesen Menschen, sobald sie hier in unserem Land angekommen sind, zeigen müssen, wie das mit dem modernen Leben geht. Wir drängen sie dazu, ihre alten Wertvorstellungen und Traditionen zugunsten unserer westlichen Lebensweise über Bord zu werfen. Sie sollen sich von jetzt auf gleich assimilieren. Damit unterstellen wir ihnen, dass wir ihnen kulturell überlegen sind. Ein altes Muster, das wir noch aus der Zeit des Imperialismus kennen, auf das wir, obwohl wir um dessen Fehler wissen, unbewusst jedoch immer wieder zurückgreifen.

Auch ich habe zu Beginn meiner Arbeit immer wieder auf dieses Muster zurückgegriffen, ohne es zu bemerken. Ich habe gedacht, dass die Frauen sich nur dann integrieren können, wenn sie sich den Vorstellungen hierzulande anpassen. Natürlich gibt es Werte und Regeln wie Gleichberechtigung oder Freiheit der Sexualität, die nicht verhandelbar sind und die es zu schützen gilt. Aber es gibt auch Werte, die wir durch sie wieder mehr zu schätzen lernen können. Zum Beispiel den Sinn für die Familie. Denn die hat bei den syrischen Frauen, die ich kenne, einen viel höheren Stellenwert als in unserer Gesellschaft. Bei uns ist es völlig normal, dass wir nach dem Abschluss der Schule ausziehen und für die Ausbildung oder zum Studieren in eine andere Stadt gehen. Denn in einer Gesellschaft, in der Individualität über allem steht, gilt diese Form der Abnabelung als wichtig. In syrischen Familien ist das oft umgekehrt. Die jungen Frauen und Männer finden es normal, dass man während seiner Ausbildung zu Hause lebt. Wenn man doch in eine fremde Stadt ziehen muss, fährt man am Wochenende wieder nach Hause zu den Eltern. Mir wäre das während meiner Studienzeit im Traum nicht eingefallen, für die jungen Menschen in Syrien ist es selbstverständlich.

Ich bin meistens nur dann nach Hause gefahren, wenn ich pleite war oder mich mal wieder ordentlich bekochen lassen wollte. Und später, als ich selbst ein Kind bekam, war es mir immer wichtig, den anderen zu zeigen, dass ich trotz Kind noch genauso unternehmungslustig und einsatzfähig wie früher bin. In manchen Branchen erwähnt man am besten gar nicht, dass man Kinder hat, weil bei den Vorgesetzten sonst direkt die Alarmglocken zu läuten beginnen.

Als der Mann einer syrischen Freundin von mir angefangen hat, in einer Werbeagentur zu arbeiten, war er sehr überrascht, dass die meisten Angestellten noch nach 19 Uhr an ihren Schreibtischen saßen. Arbeitsende war laut Vertrag um 18 Uhr. Doch der Mann meiner Freundin war der Einzige, der pünktlich nach Hause ging, um mit seiner Familie noch zu Abend essen zu können. Als er von seinem Chef darauf angesprochen wurde, wies er ihn darauf hin, dass er sich doch nur an die vereinbarten Arbeitszeiten halte. Der Chef druckste herum und sagte, da könnte man doch ab und an auch ein Auge zudrücken. Der Mann meiner Freundin nickte und sagte, dass er jedoch nur dann bereit dazu wäre, wenn ihm diese Stunden, so wie es im Vertrag vereinbart sei, auch bezahlt würden. Natürlich wurde ihm das zu seinem Nachteil ausgelegt. Dabei hat er im Grunde natürlich recht. Wie oft habe ich mich schon darüber geärgert, dass mein Mann so spät nach Hause kommt? Und wie oft hat mein Mann sich schon darüber beschwert, dass seine Chefs seinen Einsatz nicht zu schätzen wissen? Unzählige Male. Doch trotzdem setzen wir keine anderen Prioritäten. Obwohl wir wissen, dass uns auf Dauer nicht die Arbeit, sondern unser freundschaftliches Umfeld und unsere Familie Glück bescheren. Wir können in diesem Punkt von unseren syrischen Freund*innen also noch eine Menge lernen.

Mein Projekt, der Yogaunterricht für geflüchtete Frauen, ist mein Versuch, das Prinzip von *Ahimsa* (Gewaltlosigkeit/Freundlichkeit/Hilfsbereitschaft), wie Patañjali es uns im *Yogasutra* lehrt, aktiv zu leben.

Seit 2016 ist aus meiner wöchentlichen Stunde, die ich erst in einem Flüchtlingsheim und später in einem Yogastudio gegeben habe, eine gemeinnützige Organisation geworden: Citizen2be. Der Name ist einer sehr guten Freundin von mir eingefallen, die im Radio einen Beitrag über Kanada und deren Umgang mit Einwanderern gehört hat. Darin berichtete der Leiter eines Community Centers, dass sie die Einwanderer nicht »Refugees« (Flüchtlinge), sondern »Citizens to be« (zukünftige Bürger) nennen. Ein Begriff, der sehr wertschätzend ist und zugleich darauf verweist, dass sie in Zukunft ein Teil des Landes sein werden. Auf verbaler Ebene kann man nicht besser begrüßt werden.

Wie kam es dazu, dass ich eine gemeinnützige Organisation gegründet habe? Ich hatte den Wunsch mehr zu geben und wollte nicht mehr nur einmal in der Woche ehrenamtlich Yoga unterrichten. Zunächst hatte ich die Idee, dass wir einen Raum innerhalb der Stadt aufbauen könnten, in denen auch die Geflüchteten in Workshops oder regelmäßigen Klassen die Möglichkeit haben zu zeigen, was in ihnen steckt. Eine schöne Idee, nur leider scheiterte sie an der fehlenden Interaktion der geflüchteten Frauen. Ein harter Schlag für mich, denn um den Raum anzumieten, hatte ich gemeinsam mit meinem Team ein anstrengendes Crowdfunding initiiert.

Über zehntausend Euro waren dabei zusammengekommen. Mit dem Geld konnten wir endlich unseren Traum realisieren. Die Frauen waren begeistert und versprachen sehr viel. Sie wollten Arabischkurse, Tanzpartys und Kochevents organisieren. Am Ende waren es gerade mal vier Workshops, die zustande kamen. Doch nach meiner anfänglichen Enttäuschung wurde mir bewusst, dass die fehlende Energie nicht ihrem mangelnden Interesse geschuldet war, sondern ein Zeichen für ihre Posttraumatische Belastungsstörung (PTBS).

Zur kurzen Erklärung, was geschieht, wenn man unter PTBS leidet: Normalerweise werden die Erfahrungen und die Sinneseindrücke, die wir machen, von der Großhirnrinde interpretiert und in einen sinnvollen Zusammenhang gebracht. Gegebenenfalls findet noch eine emotionale Einfärbung durch die Amygdala, unser sogenanntes emotionales Gehirn, statt. Danach wird die Erfahrung in unserem

Langzeitgedächtnis abgelegt. Genau das geschieht bei Patient*innen mit einer PTBS nicht. Durch den immensen Reiz an Eindrücken tritt die Amygdala sofort in Aktion und schaltet auf Kampf oder Fluchtmodus. Das Großhirn wird dabei übergangen. Es findet demzufolge weder eine Einordnung noch eine Ablegung des Ereignisses in das Langzeitgedächtnis statt. Stattdessen bleibt es mit all den damit verbundenen Sinneseindrücken wie Gerüchen, Berührungen oder Geräuschen in unserem emotionalen Gedächtnis liegen und kann durch das Auftreten der jeweiligen Sinneseindrücke jederzeit wieder ausgelöst werden. So kann ein bloßes Geräusch in der U-Bahn dazu führen, dass ein*e PTBS-Patient*in in die traumatische Situation zurück katapultiert wird. Und obwohl die Situation nicht gefährlich ist, wird sie ebenso intensiv erlebt wie das ursprüngliche traumatische Erlebnis.

Die Folgen einer PTBS sind sowohl für die Psyche als auch für den Körper verheerend. Es kann zu Schlafstörungen, Depressionen, Drogenmissbrauch, erhöhtem Blutdruck und vielem mehr kommen. Genau an diesem Punkt setzt der Yogalehrer David Emerson an, der Gründer und Direktor des Yoga-Bereiches am Justice Resource Institute in Brookline, Massachusetts. Emerson hat gemeinsam mit seinem Team eine Yogamethode entwickelt, die Menschen, die unter PTBS leiden, dabei helfen kann, den Körper als sicheren Ort wieder zurückzuerobern: das Traumasensible Yoga. Ich begann mehr und mehr über Emerson und seine Arbeit zu lesen und wusste schon nach kurzer Zeit: Das ist die Arbeit, die ich mit *Citizen2be* leisten will. Und so begann ich, gemeinsam mit meinem Team Yogastunden für traumatisierte Frauen anzubieten.

Unseren Raum gibt es mittlerweile nicht mehr. Dafür haben wir über die deutschen Grenzen hinaus expandiert. In vielen großen Städten in Deutschland wird mittlerweile wöchentlich eine kostenfreie Citizen2be-Stunde für traumatisierte Frauen angeboten. Die Lehrer*innen müssen vorab einen Workshop bei uns absolvieren, damit sie die Zeichen eines Traumas erkennen und gegebenenfalls reagieren können. Das Wichtigste ist mir dabei, dass die Yogalehrer*innen ihre Grenzen kennen und diese einhalten. Wir sind keine Psychotherapeutinnen. Weshalb mein oberstes Gebot für eine Citizen2be-Stunde ist, dass nichts versprochen werden darf, was wir nicht einhalten können. Ich habe leider schon zu oft gesehen, wie Yogalehrer*innen in regulären Stunden förmlich danach gieren, ihre Schüler*innen zum Weinen zu bringen. Sie lassen sie so lange in eine Vorbeuge oder einen Hüftöffner gehen, bis sie an ihre emotionale Grenze gekommen sind. Dann schicken sie sie fröhlich nach Hause und lassen sie mit ihren Gefühlen allein. Für einen traumatisierten Menschen kann das aber schwerwiegende Folgen haben. Im schlimmsten Fall wird die betreffende Person suizidal. Deshalb ist es unabdingbar, dass wir bei Citizen2be unsere Grenzen als Yogalehrer*innen niemals überschreiten. Für alle Fälle und Fragen haben wir zur Sicherheit eine Traumatherapeutin im Team, an die sich unsere Lehrer*innen wenden können.

Ich habe mich lange Zeit gefragt, warum mich das Thema

Trauma so fasziniert. Denn ich habe in meinem ganzen Leben noch nie etwas Schlimmes erlebt. Sowohl meine Kindheit als auch mein Erwachsenenleben sind erschreckend wenig aufregend verlaufen. Das Thema Trauma müsste mir also vollkommen fremd sein. Doch das war und ist es nicht. Irgendetwas in mir hat immer gespürt, dass etwas nicht in Ordnung ist. Da war diese Traurigkeit, diese bleierne Schwere, die ich bereits als Kind gespürt und für die ich keine Erklärung gefunden habe. Denn wir, die Kinder, die in den 60er- und 70er-Jahren geboren sind, hatten es so gut wie keine Generation zuvor. Trotzdem sind viele meiner Freund*innen unglücklich, leiden unter Angst- oder Panikattacken oder Depressionen. »Hauptsache, du wirst glücklich«, das haben meine Eltern immer zu mir gesagt, wenn ich sie gefragt habe, was sie sich für meine Zukunft wünschen. Für mein Glück hätten sie alles getan. Warum sind es dann so viele Menschen meiner Generation anscheinend nicht geworden? Ich habe mich das immer wieder gefragt. Viele meiner Freund*innen mussten sich von ihren Eltern anhören, wie undankbar sie doch seien.

»Wir mussten nach dem Krieg schauen, wo wir bleiben«, »Ich habe mit zwölf mein erstes Stück Schokolade gegessen« oder »Freizeit war ein Fremdwort für uns«, sind Sprüche, mit denen wir groß geworden sind. Immer wieder wurde meiner Generation unter die Nase gehalten, wie gut wir es haben. Gut gefühlt haben sich viele von uns trotzdem nicht.

Lange Zeit habe ich die Schuld dafür bei mir gesucht. So lange bis ich endlich auf das Buch *Kriegsenkel. Die Erben der vergessenen Generation* gestoßen bin. In ihrem Buch lässt die Autorin Sabine Bode die Generation der zwischen 1960 und 1975 Geborenen zu Wort kommen. Sie lässt sie über ihre Kindheit und ihre Beziehung zu ihren Großeltern und Eltern sprechen. Über diese bleierne Schwere, die sie in ihrer Kindheit erlebt haben und die ich selbst nur zu Genüge kenne. Dieses Gefühl, das hinter der bunten und heilen Fassade steckt und über das keiner mit uns sprechen wollte, das aber einen Namen hat: Posttraumatische Belastungsstörung. Denn die wird über Generationen hinweg weitervererbt. So auch bei mir. Über meine Großmutter, an meine Mutter und von dieser unbewusst an mich. Endlich hatte das Gefühl, das mich mein ganzes Leben lang begleitet hat, einen Namen. Und ich war auch nicht alleine damit. Nein, eine ganze Generation schien davon betroffen. Ich habe eine unendliche Erleichterung verspürt. Darüber, dass ich keine undankbare Tochter bin, die den Wohlstand, in dem sie dank ihrer Eltern aufgewachsen ist, nicht zu schätzen weiß. Darüber, dass meine emotionalen Achterbahnfahrten einen Grund haben. Darüber, dass ich nicht gestört bin, sondern meine Emotionen und Ängste ein Gefühl meiner Generation sind. Vor allem aber darüber, dass ich mich jetzt endlich selber verstehe. Es war bei mir folglich genauso, wie Patañjali es in seinem *Yogasutra* beschreibt: Erst als ich erkannt habe, dass ich die Welt mit meiner eingefärbten Brille – den traumatischen Erfahrungen meiner Großmutter und Mutter – sehe, konnte ich mich von ihr befreien und die Welt wieder so sehen, wie sie wirklich ist: weit, frei und wunderschön. Ich bin überzeugt, dass mir das ohne das

Yoga nicht gelungen wäre. Denn erst durch meine Praxis habe ich gespürt, dass es in mir diesen freien und glücklichen Wesenskern gibt, der die Welt ohne posttraumatische Erfahrung sieht und erlebt. Das Yoga hat es mir also erst ermöglicht, die Welt wieder klar zu sehen und Stück für Stück zu meinem inneren Glück vorzudringen.

Und noch etwas ist mir beim Lesen dieses Buches bewusst geworden: Dass wir den Menschen, die vor Krieg und Verfolgung bei uns Zuflucht suchen, dabei helfen müssen, ihre Traumata zu verarbeiten, damit sie sie nicht an ihre Kinder und Enkelkinder übertragen. Damit sie sich gesund und dauerhaft in unsere Gesellschaft integrieren können. Vor allem jedoch, damit sie die Kraft ihres inneren Wesenskerns spüren. Eine Quelle der Kraft und des Glücks, die ihnen nichts und niemand nehmen kann und die sie unabhängig macht von allen äußeren Umständen.

Das ist ein großes Stück Arbeit und es bedarf jeder Menge Geduld, Empathie und Herzenswärme, um dieses Projekt in Angriff zu nehmen. Aber es wird sich lohnen. Für diese Menschen und auch für unsere deutsche Gesellschaft, die dadurch die Chance bekommt, sich ihren verdrängten Traumata zu stellen. Damit wir in naher Zukunft gemeinsam eine gesunde und zufriedene Welt für unsere Kinder aufbauen können.

Was am Ende zählt …

»Das Glück ist schon da.
Es ist in uns.
Wir haben es nur vergessen
und müssen uns wieder daran erinnern.«

Sokrates

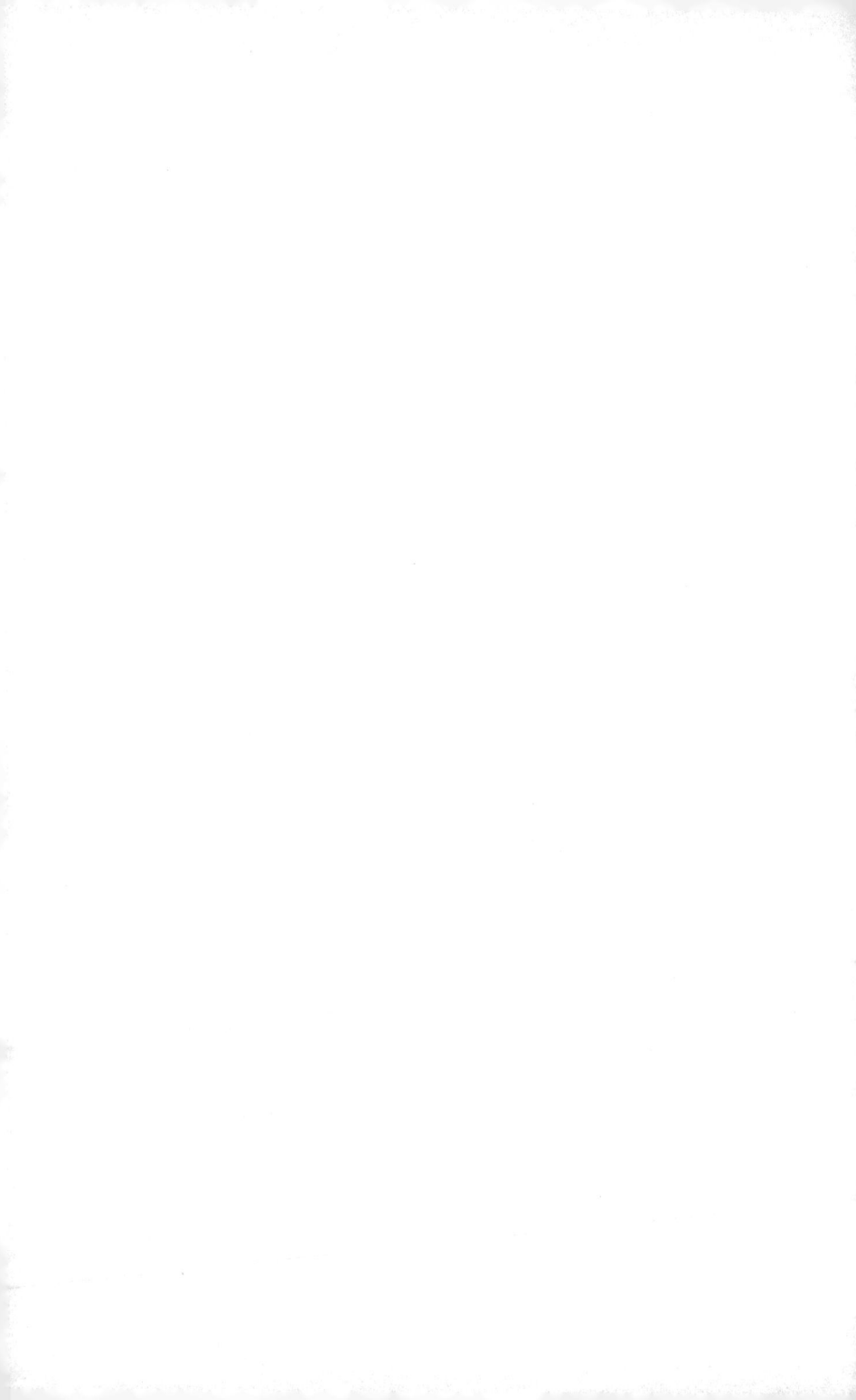

Seitdem ich ein Kind bin, habe ich Angst davor, dass ich erst auf meinem Sterbebett bemerke, dass ich mich für das falsche Leben entschieden habe. Ich weiß nicht, woher diese Angst rührt. Vielleicht, weil ich mir viel zu früh meiner Endlichkeit bewusst geworden bin. Vielleicht, weil ich besonders egozentrisch bin. Oder vielleicht, weil ich diese Idee irgendwo aufgeschnappt habe. Diese Angst hat in jedem Fall ein großes Stück dazu beigetragen, dass ich so zielstrebig und kompromisslos bin und meine Zeit und Energie nicht an Menschen und Dinge verschwende, die mir nichts bedeuten oder mir nicht guttun.

Das hört sich im ersten Moment sehr hart an. Doch das ist es nicht. Denn dafür bin ich, wenn ich mich für eine Sache oder einen Menschen entschieden habe, sehr loyal und das, was man gemeinhin als eine treue Seele bezeichnet. Ich möchte die wenige Zeit, die mir auf dieser Erde bleibt, so gut wie möglich für die Dinge und Menschen nutzen, die mir am Herzen liegen, und sie nicht an Energievampire oder an sinnlose Tätigkeiten verschwenden. Kein Mensch bereut am Ende des Lebens, dass er zu wenig gearbeitet hat. Oder dass er es versäumt hat, regelmäßig die Fenster zu putzen. Die Menschen bereuen vor allem, dass sie es versäumt haben zu leben. Laut der Autorin und Palliativpflegerin Bronnie Ware gibt es fünf Dinge, die Sterbende sich am meisten wünschen: Sie wünschen sich, dass sie sich getraut hätten, das Leben zu leben, das sie leben wollten. Sie wünschen sich, sie hätten nicht so viel gearbeitet. Sie wünschen sich, sie hätten den Mut gehabt, über ihre Gefühle zu sprechen. Sie wünschen sich, sie hätten ihre Freunde häufiger gesehen. Und sie wünschen sich, sie hätten sich erlaubt, glücklicher zu sein. Diesen letzten Wunsch empfinde ich als besonders traurig. Der Chefsessel, das teure Haus, für das man sich ein Leben lang abgerackert hat, das alles ist für diese Menschen am Ende ihres Lebens unbedeutend.

Dieses Buch soll eine Erinnerung daran sein, was im Leben wichtig ist. Es soll uns alle, auch mich selbst, immer wieder daran erinnern, dass weder das Haus auf Mallorca noch die erfolgreiche Karriere dazu beitragen werden, dass wir am Ende unseres Lebens sagen können: »Ja, ich hatte ein erfülltes Leben.«

Einzig und allein wir selbst können dafür sorgen, dass wir ein glückliches Leben führen und am Ende mit einem guten Gefühl darauf zurückbleiben.

Der achtgliedrige Yogaweg kann uns dabei helfen, diese Erkenntnis nie aus den Augen zu verlieren, und uns damit das Glück bescheren, nach dem wir uns alle sehnen.

Quellen

Literatur

Bode, Sabine: Die Kriegsenkel. Die Erben der vergessenen Generation, Klett-Cotta 2019.
Boyle, T.C.: Das Licht, Carl Hanser Verlag 2019.
Cassidi, Deborah: Favourite Prayers. Chosen by People From All Walks of Life, Cassell 1998.
Dalai Lama: Das Leben tiefer verstehen, Herder 2017.
Dalai Lama: Der neue Appell des Dalai Lama an die Welt. Seid Rebellen des Friedens, Benevento Verlag 2018.
Devi, Indra: Ein neues Leben durch Yoga, Goldmann 1963.
Emerson, David/Elizabeth Hopper: Trauma-Yoga. Heilung durch sorgsame Körperarbeit, Therapiebegleitende Übungen für Traumatherapeuten, Yogalehrer und alle, die ihren Körper heilen, G.P. Probst Verlag 2012.
Eppler, Erhard/Paech, Niko: Was Sie da vorhaben, wäre ja eine Revolution ... Ein Streitgespräch über Wachstum, Politik und eine Ethik des Genug. Moderiert von Christiane Grefe, Oekom 2016.
Girst, Thomas: Alle Zeit der Welt, Hanser 2019.
Herman, Judith: Die Narben der Gewalt. Traumatische Erfahrungen verstehen und überwinden, Junfermann Verlag 2018.
Jackson, Tim: Wohlstand ohne Wachstum. Leben und wirtschaften in einer endlichen Welt, Oekom Verlag 2013.
Klein, Daniel: Immer wenn ich den Sinn des Lebens gefun-

den habe, ist er schon wieder woanders. Philosophie für jeden Tag, Piper 2017.

Paech, Niko: Befreiung vom Überfluss. Auf dem Weg in die Postwachstumsökonomie, Oekom 2018.

Patañjali: Das Yogasutra. Von der Erkenntnis zur Befreiung. Einführung, Übersetzung und Erläuterung von R. Siram, Theseus 2006.

Thieme, Paul: Upanischaden. Ausgewählte Stücke, Reclam 2008.

Trökes, Anna: Die kleine Yogaphilosophie. Grundlagen und Übungspraxis verstehen, O. W. Barth 2013.

Ware, Bronnie: Fünf Dinge, die Sterbende am meisten bereuen. Einsichten, die ihr Leben verändern werden, Arkana 2013.

Whitwell, Mark: Herz-Yoga. Die heilende Kraft inniger Verbindung, Verlag Via Nova, 2010.

Wolz-Gottwald, Eckhard: Yoga-Philosophie-Atlas, Verlag Via Nova 2010.

Filme

Heal. Dokumentarfilm, USA 2017. Regie: Kelly Noonan. Mit Deepak Chopra, Bruce Lipton, Marianne Williamson, Dr. Joe Dispenza, Michael Beckwith, Gregg Braden u.v.m 106 Minuten.

Kumaré – Ein wahrer Film über einen falschen Propheten. Dokumentarfilm, USA 2011. Regie: Vikram Gandhi. Mit Vikram Gandhi, Purva Bedi, Kristen Calgaro. 84 Minuten.

Ram Dass – Going Home. Dokumentarfilm, USA 2017.
Regie: Derek Peck.
Mit Ram Dass.
31 Minuten.

Links

African Yoga Project
https://www.africayogaproject.org/
Altmann, Erik: Studie zu Multitasking und kurzen Konzentrationsunterbrechungen:
https://msutoday.msu.edu/news/2013/
brief-interruptions-spawn-errors/
J. Davidson, Richard: Buddha's Brain. Neuroplasticity and Meditation:
https://www.richardjdavidson.com/
Berufsverband der Yogalehrer in Deutschland
https://www.yoga.de/
Frawley, Dr. David: Pratyahara – Der vergessene Zweig des Yoga.
https://www.yoga-aktuell.de/yoga-spirit/yoga-philosophie/
pratyahara-der-vergessene-zweig-des-yoga/
Penn Medicine: Studie zu Yoga als Therapie bei schweren Depressionen:
https://www.pennmedicine.org/news/news-releases/2016/november/
yogic-breathing-helps-fight-ma
Royal Society for Public Health: »Status of Mind – Social media and young people's mental health and wellbeing«.
https://www.rsph.org.uk/our-work/campaigns/status-of-mind.html
Neues aus der Palliativmedizin aus dem Online-Magazin

der Universität Würzburg
https://opus.bibliothek.uni-wuerzburg.de/opus4-wuerzburg/frontdoor/deliver/index/docId/12 821/file/einBlick_201 607.pdf

Artikel über Multitasking und dessen Konsequenzen
https://www.psychologytoday.com/us/blog/feed-your-head/201 803/is-multitasking-making-us-less-smart
https://www.forbes.com/sites/vanessaloder/2014/06/11/why-multi-tasking-is-worse-than-marijuana-for-your-iq/#7 031 18 2b7c11

Meditation als unterstützende Maßnahme bei Essstörungen am Rush University Medical Center:
https://www.rushu.rush.edu/research/departmental-research/behavioral-sciences-research/eating-behavior-obesity-and-diabetes-laboratory

Off The Mat, Into The World
http://www.offthematintotheworld.org/

Prison Yoga Project
https://prisonyoga.org

Ram Dass Homepage
https://www.ramdass.org/

Statistik zu Depressionen:
https://www.bundesgesundheitsministerium.de/themen/praevention/gesundheitsgefahren/depression.html

Studie zu Meditation als Hilfe bei der Rauchentwöhnung von Aimee C. Ruscio, Christine Muench, Emily Brede, Andrew J. Waters:
https://academic.oup.com/ntr/article/18/1/64/2 583 941?searchresult=1

Interview

Ostereier, Karneval, Walpurgisnacht: Wie wichtig sind Bräuche und Traditionen? Prof. Dr. Werner Mezger im Gespräch mit André Hatting. Deutschlandfunk Kultur, 20. April 2019.

Vorträge

Vikram Gandhi: The Power Of Believing In Something, Wired 2012.
Vikram Gandhi at the TEDxGrandRapids 2012: Become A Story Now.

Danksagung

Danke ...
... an das beste Team der Welt: Annette Soehnlein, Andrea Foth, Bettina Hohmann, Larissa Boßmeyer, Gesa Schramm, Yani Nörren, Mirian Lamberth und Laura Völker. Ohne euch würde es Citizen2be nicht geben. Ich bin so unendlich dankbar, euch in meinem Leben zu haben.
... an lululemon und alle Mitarbeiter*innen, die ich in den letzten Jahren kennenlernen durfte. Ich habe noch niemals eine Firma erlebt, die Menschen und ihre Vision so uneingeschränkt und tatkräftig unterstützt. Mein ganz besonderer Dank gilt an dieser Stelle natürlich meinem unglaublichen Mittesquad-Team und der herzensguten Pauline Fischer, die immer für mich da ist, wenn ich sie brauche, dem wunderbaren Michael Kazamias, der mir unbedingt

noch einen Handstand beibringen muss, der coolen Eliana Manysur – du bist die beste Zopfflechterin der Welt! –, der wunderbaren Lisa Christin Loock, der quirligen Deborah Eichenberg, die jedes Event rockt, als ob es kein Morgen gäbe, und der zauberhaften Romina Lemm. Together we change the world.

... an meine Agentin Petra Hermanns, die immer an mich glaubt und mich mit Herz und Tat unterstützt.

... an das ganze Team des wunderbaren Ullstein Verlags, insbesondere an Alexandra Krishnabhakdi, ohne die es dieses Buch nicht geben würde, und Aylin LaMorey-Salzmann, die diesem Buch mit ihrem Lektorat den letzten entscheidenden Schliff gegeben hat.

... an meinen Yogalehrer Reto Halme, der niemals müde geworden ist, mir den Kopfstand zu erklären, und der mir ebenso wie die wunderbare Manuela Heider de Jahnsen und Yani Nörren bei dem Entstehen dieses Buches eine große Hilfe war.

... an Düzen, Tuna, Tezcan und Tugba Tekkal und all ihre Geschwister. Ihr seid die coolste Familie der Welt.

... an Jivamukti Berlin, die immer für mich da waren und mich in allem unterstützt haben.

... an Claudia Noldenn, ohne die *Citizen2be* schon lange nicht mehr gemeinnützig wäre.